2020中国罕见病综合社会调研

主　　编　张抒扬　董　咚

副主编　李林康　王奕鸥

编　　者　（按姓氏笔画排序）

　　　　　于思越　王凯路　王奕鸥　王景璇

　　　　　田　悦　严　祥　李林康　杨一凡

　　　　　肖　滢　吴昱杉　张抒扬　张环宇

　　　　　晋　军　徐　幻　董　咚　窦　婴

指导单位　中国罕见病联盟

人民卫生出版社
·北京·

图书在版编目（CIP）数据

2020 中国罕见病综合社会调研 / 张抒扬，董咚主编
. —北京：人民卫生出版社，2020.10
ISBN 978-7-117-30663-8

Ⅰ.① 2… Ⅱ.①张…②董… Ⅲ.①疑难病 —调查研
究 —中国 — 2020 Ⅳ.①R442.9

中国版本图书馆 CIP 数据核字（2020）第 194833 号

人卫智网	www.ipmph.com	医学教育、学术、考试、健康，购书智慧智能综合服务平台
人卫官网	www.pmph.com	人卫官方资讯发布平台

2020 中国罕见病综合社会调研

2020 Zhongguo Hanjianbing Zonghe Shehui Diaoyan

主　　编：张抒扬　董　咚
出版发行：人民卫生出版社（中继线 010-59780011）
地　　址：北京市朝阳区潘家园南里 19 号
邮　　编：100021
E - mail：pmph @ pmph.com
购书热线：010-59787592　010-59787584　010-65264830
印　　刷：三河市潮河印业有限公司
经　　销：新华书店
开　　本：889×1194　1/32　印张：4.5
字　　数：117 千字
版　　次：2020 年 10 月第 1 版
印　　次：2020 年 10 月第 1 次印刷
标准书号：ISBN 978-7-117-30663-8
定　　价：59.00 元

打击盗版举报电话：010-59787491　E-mail：WQ @ pmph.com
质量问题联系电话：010-59787234　E-mail：zhiliang @ pmph.com

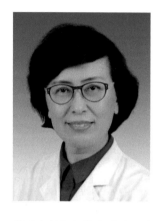

张抒扬 心内科教授,博士生导师,享受国务院政府特殊津贴,现任北京协和医院党委书记、副院长,兼中国医学科学院北京协和医学院副院校长。世界医学会理事,国家卫生健康委员会罕见病诊疗与保障专家委员会主任委员,中华医学会常务理事,中华医学会临床药学分会副主任委员,中华医学会心血管病学分会常务委员兼秘书长,中国研究型医院学会罕见病分会会长,中国医师协会心血管内科医师分会候任会长。

多年来致力于内科及心血管系统常见病、疑难危重症以及罕见病的诊断与治疗,作为主要研究者承担和参与了国家多项课题研究,为国家"十三五"精准医学研究重点专项罕见病临床队列研究的首席专家,建立了中国第一个罕见病的临床信息库和生物样本库,参与创建了中国罕见病联盟。作为跨学科的临床医学、临床药理和慢性病管理专家,组织领导并参与了50余项国际和国内药物临床试验,目前已经发表学术论文150多篇,主编及主译专著12部。为国家卫生计生突出贡献中青年专家;获"国之名医·优秀风范"和"国之名医·卓越建树"荣誉称号;荣获"全国抗击新冠肺炎疫情先进个人"称号。

主编简介

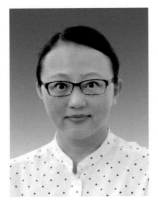

董咚　美国明尼苏达大学哲学博士，现任香港中文大学赛马会公共卫生及基层医疗学院研究助理教授以及香港中文大学深圳研究院副研究员。担任中国罕见病联盟、北京罕见病诊疗与保障学会、北京病痛挑战公益基金会以及北京爱力重症肌无力关爱中心理事等；*Orphanet Journal of Rare Diseases*、*Quality of Life Research*、*Critical Public Health* 等 10 余种期刊的审稿人。

主要研究领域为医学社会学、健康传播、疾病与社会公平以及混合研究方法等。自 2014 年起开始专注于罕见病相关的社会学研究。于 2016 年、2018 年和 2019 年分别组织和进行了三轮全国性罕见病患者调研，并在此基础上建立了罕见病真实世界数据研究实验室。近年来，负责研究并撰写了基于实证数据的各类罕见病患者生存状况书籍 10 余本，在国际会议上宣讲罕见病相关研究 20 余次，并发表了与罕见病相关的 SCI 和 SSCI 国际期刊论文近 10 篇；其中包括 2016 年在 *Lancet* 上发表通讯文章，介绍中国罕见病患者所面临的挑战。除罕见病研究之外，在其他健康相关领域的研究著述众多，共计发表 SCI 和 SSCI 国际期刊论文近 30 篇，在 *British Medical Journal* 和 *Lancet* 上发表 4 篇通讯和评论文章，出版英文书籍 1 本，完成各类中英文学术著作、报告及会议论文近百篇。

前 言

　　罕见疾病是指"在一般人群中很少或很少发生"的疾病,通常是慢性的、退行性的、危及生命的,和 / 或严重影响人们的身体、感觉、精神或智力能力[1]。世界上有超过 7 000 种不同的罕见疾病,而且数量在不断增加,每年大约有 250 种新疾病加入名单中[2,3]。依据欧洲罕见病联盟(EURODIS)和全球最大的罕见病数据库 Orphanet 联合发表的一篇文章估算,全球受罕见病影响的人群有 2.63 亿 ~4.46 亿人[4]。超过 70% 的罕见疾病发生在儿童时期。而在众多的罕见病中间,大约有 149 种罕见病影响了全体罕见病患者中的 80%[4]。几乎没有罕见病可以被治愈,只有 5%~10% 的已知罕见疾病有药物可治疗。

　　然而,"罕见疾病"一词并没有医学界定,当然它也不仅仅是一个医学问题[5]。政策制定者、医疗专业人员、制药和生物医学公司以及社会活动家就罕见疾病政策进行的讨论中反复提

　　[1] European Organisation for Rare Diseases.Rare diseases：understanding this public health priority [EB/OL].(2005-11)[2020-09-07].https://www.eurordis.org/sites/default/files/publications/princeps_document-EN.pdf.

　　[2] SONG P,GAO J,INAGAKI Y,et al.Rare diseases,orphan drugs,and their regulation in Asia：Current status and future perspectives [J].Intractable Rare Dis Res,2012,1(1):3-9.

　　[3] WÄSTFELT M,FADEEL B,HENTER J I.A journey of hope：lessons learned from studies on rare diseases and orphan drugs [J].J Intern Med,2006,260(1):1-10.

　　[4] NGUENGANG WAKAP S,LAMBERT D M,OLRY A,et al.Estimating cumulative point prevalence of rare diseases：analysis of the Orphanet database [J].Eur J Hum Genet,2020,28(2):165-173.

　　[5] HUYARD C.How did uncommon disorders become'rare diseases' ? History of a boundary object [J].Sociol Health Illn,2009,31(4):463-477.

出的一个问题是:某种特定的疾病要有多"罕见"才有必要被定义为"一个罕见疾病"？尽管几乎所有的利益相关者都认为,被认为是"罕见"的即意味着特定的疾病不能超过一定的流行率的阈值,然而世界上关于罕见疾病的"罕见"并没有普遍的定义。在已经制定罕见疾病政策的国家中,门槛各不相同。美国将"罕见"定义为受影响人口少于 20 万人。欧盟设定的门槛是每 10 000 名公民中有 5 人。对于日本和韩国,罕见疾病患病率为 0.4‰,而澳大利亚和我国台湾地区则为 0.1‰[6,7]。

　　然而,比较少有人关注到,罕见病是一个日益显现的社会问题。它不仅影响到人们的生命健康和生活质量,也使得受其影响的个人与家庭在医疗、教育、就业、社会融入和社会保障等诸多方面遇到重重阻碍,甚至陷入生活的绝境[8]。疾病所造成的社会不平等严重剥夺了人们有尊严地生存和发展的权利。

　　2019 年,北京协和医院张抒扬及其团队在 Lancet 上发表的评论文章比较全面、清晰地概括了我国罕见病问题的现状及主要应对措施[9]。文章指出,我国罕见病保障政策有两个主要亟须解决的问题:第一,如何定义中国的罕见病;第二,改善罕见病相关用药在中国的可及性。所幸的是,2018 年 5 月国家卫生健康委员会和国家药品监督管理局会同其他三个部门发布了《中国第一批罕见病目录》,包括 121 种罕见病。另外,在发布的通知中还明确提出,目录今后会继续调整和扩充。通过名录的方

[6] CUI Y,HAN J.A proposed definition of rare diseases for China:from the perspective of return on investment in new orphan drugs [J].Orphanet J Rare Dis,2015,10:28.

[7] SONG P,GAO J,INAGAKI Y,et al.Rare diseases,orphan drugs,and their regulation in Asia:Current status and future perspectives [J].Intractable Rare Dis Res,2012,1(1):3-9.

[8] DONG D,WANG Y.Challenges of rare diseases in China [J].Lancet,2016,387(10031):1906.

[9] ZHANG S,CHEN L,ZHANG Z,et al.Orphan drug development in China:progress and challenges [J].Lancet,2019,394(10204):1127-1128.

式明确了在我国哪些疾病属于罕见病之后，一系列与罕见病医疗保障相关的政策和措施相继出台。2018 年 10 月，中国罕见病联盟成立。联盟由超过 50 家医疗机构、大学、科研机构和企业等共同组成，其主要宗旨是推动医学在罕见病研究方面取得重大突破，提升罕见病防治与保障水平，促进罕见病临床、科研与孤儿药开发的协同创新。2019 年 2 月，国家卫生健康委员会又发文宣告建立全国罕见病诊疗协作网，首批医院包括全国各省、自治区、直辖市的 324 家医院。在中国罕见病联盟和北京协和医院等单位的大力推动下，一系列具有重大临床意义的医学指南相继出版，包括 2018 年的《中国第一批罕见病目录释义》和《罕见病诊疗指南（2019 年版）》。由北京协和医院牵头的中国国家罕见病注册系统（NRDRS）和全国罕见病诊疗协作网（NNRD）相继成立，在推动医学界对罕见病认知和科研投入方面发挥越来越重要的作用。

与此同时，罕见病药物的上市也有了明确的绿色通道。2019 年末，新修订的《中华人民共和国药品管理法》中明确规定，国家鼓励研究和创制新药，对临床急需的罕见病新药、儿童用药开设绿色通道，优先审评审批；对于治疗严重危及生命且尚无有效治疗手段的疾病的新药，在临床试验已有数据显示疗效，并且能够预测临床价值的条件下可以附条件审批，以提高临床急需药品的可及性，这个制度缩短了临床试验的研制时间，使那些急需治疗的患者能第一时间用上新药。对于罕见病患者而言，这无疑是极为有利的政策。实际上，自 2018 年以来，已经有 38 种急需的罕见病用药因符合国家药品监督管理局快速简化审批的条件而被批准上市。整体来看，有 61 种可以治疗我国《第一批罕见病目录》内疾病的药物已经在国内上市，其中，有 36 种药品已纳入国家医保目录。

因此，虽然从正式确定中国罕见病的范畴开始，到今天仅短短两年多的时间，我们国家在罕见病诊疗保障和药物研发等一系列的工作上取得了令人瞩目的快速发展。然而，问题也依然存在。

　　首先,公众和科学界对罕见病的了解依旧很少。许多医疗专业人员没有机会接受培训或熟悉罕见疾病,因此无法及时提供正确的诊断,进而影响患者确诊,导致他们接受无效的诊疗甚至由于误诊而受到有害的治疗。因为我国优质医疗资源的分布不均衡,高水平的诊疗资源集中在北京、上海、广州等大城市,许多患者不得不跋山涉水不远千里去这些大城市看病和随诊[10,11]。这明显加重了患者在寻医问药方面的经济和身体负担。除了在诊断和治疗方面存在明显的问题之外,罕见病患者的康复、护理甚至于辅助用具的缺乏都对其生活质量存在严重的影响。

　　第二,受罕见疾病影响的人群在日常生活中所遇到的许多困难和障碍实际上超出了医学的范围。罕见病患者及其家属所遭受的社会污名及歧视是残酷而真实的。许多罕见病患者会因其疾病而导致残疾,但并不是所有的残疾或损伤都可见。有形和无形的限制给罕见病患者带来巨大的社会障碍。由于他们的"身体条件"的特殊性,一些学龄期的罕见病患者无法接受正常的教育。而成年罕见病患者找到一份体面的工作,自食其力的机会也比常人要少很多。没有适当的教育和就业,患者及其家庭所承受的经济负担是巨大的。罕见病患者的心理负担同样很大。离婚或遗弃时有发生。在某些情况下,患者的父母和家庭过分保护患者或害怕来自外界的歧视性评价,因此,他们不允许患者单独外出或完全不允许外出,从而使得患者丧失了与社会

　　[10]　YAN X,HE S,DONG D.Determining how far an adult rare disease patient needs to travel for a definitive diagnosis:a cross-sectional examination of the 2018 national rare disease survey in China[J].Int J Environ Res Public Health,2020,17(5):1757.

　　[11]　YAN X,DONG D,HE S,et al.Examining trans-provincial diagnosis of rare diseases in China:the importance of healthcare resource distribution and patient mobility[J].Sustainability,2020,12(13):5444.

接触的机会。另外，由于 80% 的罕见疾病有遗传性[12]，这使得患者很难找到一个愿意接受他们病情的伴侣，并承担有类似问题的孩子的风险。同时，也有一些父母对将遗传缺陷传递给子女感到内疚，因而将大部分精力投入到照料和治疗患儿上面，从而对家庭的其他生活侧面有所忽略，并因此加重了全家人在经济和精神上的双重负担。

第三，在我国现有的罕见病相关救助和保障模式中，以青岛、上海和浙江最有代表性。青岛是以政府资助为主的多方共付模式，上海是基于慈善救助的模式，浙江所采取的是财政联合医疗保险和医药公司谈判议价的模式。自 2010 年起，我国实际上已经有多个省、自治区、直辖市在不断探索如何为当地居民提供和提高罕见病医疗保障。然而，我们国家幅员辽阔，人口众多，区域间社会经济发展水平存在差异，因此对于建立一个全国统一的罕见病保障体系，依然面临诸多困难。

综上所述，我们可以看到，我们国家在罕见病及其相关医疗和药物政策上的重视程度在日益加深，并且发展迅速。然而，罕见病患者及其家庭所面临的问题不仅仅是一个医学的问题。在处理这一问题时，无论是医学工作者还是政策制定者，都不能只从医学和药物的角度去看待和思考罕见病相关的问题，同样重要的是，要从社会、心理和经济等多个维度去分析和理解罕见病。然而，实际上，我们缺乏针对这些维度的系统而全面的实证研究，尤其是在社会学和经济学方面的实证研究，因此在政策的聚焦和具体措施制定上存在着困难和变数。

2019 年 6 月，中国罕见病综合社会调查正式启动。此项综合调查是由中国罕见病联盟牵头，北京协和医院共同发起，北京病痛挑战公益基金会协作，香港中文大学医学院赛马会公共卫生及基层医疗学院负责实施的。调查由三个大型的社会调研组

[12] TAMBUYZER E.Rare diseases,orphan drugs and their regulation: questions and misconceptions [J].Nat Rev Drug Discov,2010,9(12):921-929.

成,分别针对患者、患者家属、患者组织从业者和医务工作者四大人群,试图从个人到组织再到社会等多个层面对罕见病的问题进行深入的研究,同时也为未来的政策调整提供可借鉴的实证依据。本书即是基于这项迄今为止我国在罕见病领域最为大型的社会调查所作的分析和总结。

张抒扬

2020 年 10 月

目 录

第一部分　患者调研

一、罕见病患者调研概况

　　罕见病患者调研的部分由全国32家罕见病患者组织的负责人,代表受33种不同罕见病影响的社群,共同参与、设计并且执行。自2019年6月15日项目启动开始,在短短不到3个月的时间内,所有患者组织与主办方历经了两次面对面座谈以及无数次的线上讨论。从组织意见预调研开始,患者组织积极协助设计和修改问卷内容,贡献他们的经验和想法。在很短时间内,协助完成了两轮问卷预测试,每一轮都有200位以上的患者或家属参加。2019年8月25日问卷正式发放。截至2019年12月31日,总共收到有效问卷21 720份;其中明确表示已经确诊的患者人数为20 804人。为统计准确起见,此报告选择采用这20 804份患者数据作为分析的主体。其中,由罕见病患者自行填写的共计6 919份,由患者家属或其他主要照顾者代填的共计13 885份。此报告即是依据截止到12月31日的调研数据分析、书写而成。

　　本次调研的33种罕见病涵盖了遗传和非遗传的代谢类疾病、自身免疫性疾病、神经系统疾病、骨骼肌肉疾病等。参与人数最多的是苯丙酮尿症的患者社群,共计3 193人,其次是重症肌无力的患者社群,共计2 397人;其他参与人数超过1 000人的罕见病患者社群还包括血友病($n=1\,974$)、进行性肌营养不良($n=1\,500$)、结节性硬化症($n=1\,167$)、脊髓性肌萎缩症($n=1\,082$)、硬皮病(系统性硬化症)($n=1\,030$)和先天性肾上腺皮质增生症

(n=1 006)（图 1-1）。

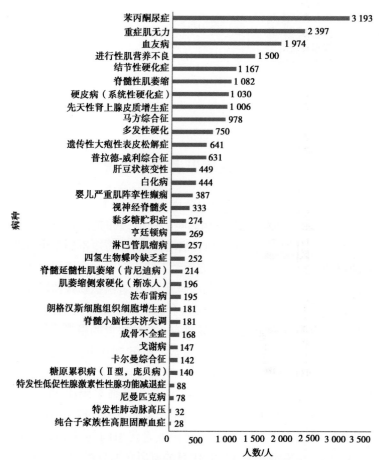

图 1-1 受访患者病种及参与人数分布

二、罕见病患者基本信息

（一）地理分布

受访患者来自包括我国香港与澳门特别行政区在内的全国所有省、自治区和直辖市（图 1-2）。

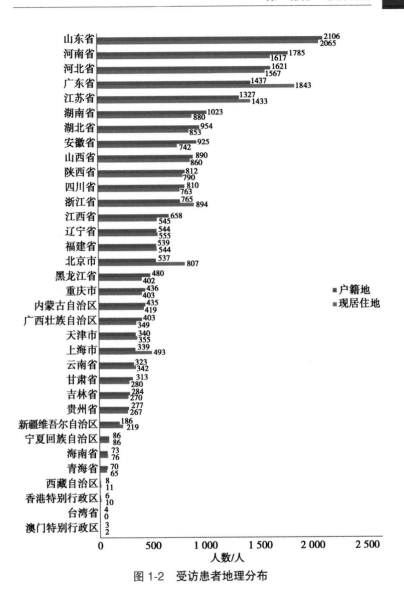

图 1-2 受访患者地理分布

(二)人口学信息

1. 性别 在 20 804 名受访患者中,男性患者 11 630 人,占比 55.9%,女性患者 9 174 名,占比 44.1%(图 1-3)。

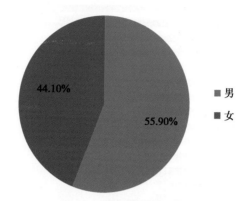

图 1-3   受访患者性别分布

依据第六次全国人口普查公报,我国男性比例约为

总人口的 51.27%,女性人口比例约为 48.73%。

2. 民族   绝大多数罕见病患者为汉族,占比高达 94%。少数民族的比例仅占 6%(图 1-4)。

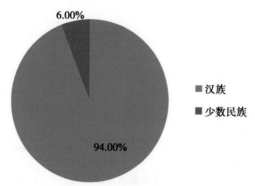

图 1-4   受访患者民族分布

依据第六次全国人口普查公报,我国汉族人口比例约占

总人口的 91.51%,各少数民族人口比例约为 8.49%。

3. **出生年份**　20 804 名受访患者里,一半以上的患者是在2008 年及以后出生的。由图 1-5 可知,受访患者的出生年份的第一个四分位数(Q1)是 1987 年;第三个四分位数(Q3)是 2015年。从趋势上可以看出,受访罕见病患者的年龄偏小,未成年的患者人数较多。

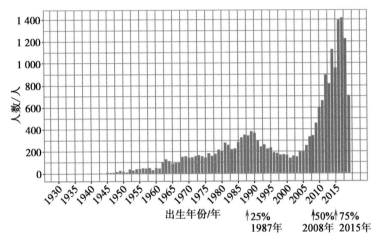

图 1-5　受访患者出生年份

4. **年龄分布**　所有受访患者中,18 岁以下的未成年人共11 940 人,占比 57.5%。其中,9 岁以下的患者占所有受访人数的 47.3%,共 9 822 人。年纪不满 1 岁的有 711 名,其中 41.5%是患有苯丙酮尿症的儿童。年龄最大者为 87 岁(共 3 人,其中2 人为重症肌无力患者,1 人为肌萎缩侧索硬化患者)。总体来看,本次调查的受访患者的平均年龄为 19 岁,中位数是 11 岁(图 1-6)。

5. **户口状况**　受访患者中农村户口(50.6%)的比例略高于城镇户口(49.0%)。少量受访者是没有户口或者其他情况(如海外国籍)(图 1-7)。

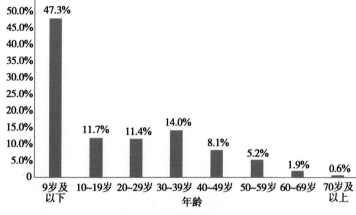

图 1-6　受访患者年龄分布

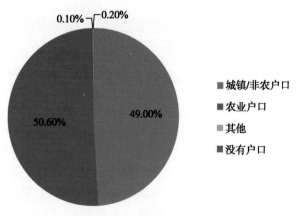

图 1-7　受访患者户口状况

6. 婚姻与生育状况　在 18 岁或 18 岁以上的 8 825 位成年患者中,接近 60% 的患者为已婚,32.1% 的患者为未婚。在所有婚姻状态为"已婚""离婚"或"丧偶"的受访患者里,多数人拥有 1 个孩子(占比 58.5%),11.9% 的受访者无子女(图 1-8)。

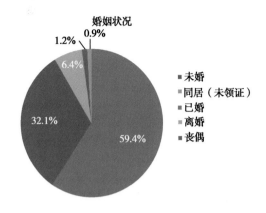

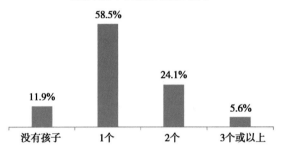

图 1-8　受访患者婚姻与生育状况

7. 教育程度　在所有成年患者中,近 1/4 拥有本科或更高学历(占比 24.4%);有 9.6% 的人仅完成了小学教育,甚至有 2.1% 的成人患者从没有上过学(共计 189 人)(图 1-9)。

8. 就业 / 就学情况　共计 3 544 位成年患者的工作状态为未就业,占比 40.2%,其中 1 666 名患者因为丧失劳动能力 / 学习能力而无法就业(图 1-10)。

9. 患病与失业 / 失学　疾病是导致绝大多数患者未就业 / 未就学或者停薪留职的原因。因为疾病而导致"无业 / 待业"的占所有无业 / 待业的 84.4%;导致"停学在家"的患者占停薪留职人数的 80.6%;导致"料理家务"的占所有全职主妇/主夫的74.0%,导致"停薪留职"的占比 63.8%(图 1-11)。

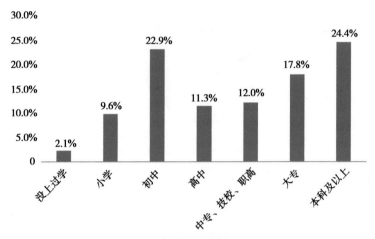

图 1-9　受访患者教育程度

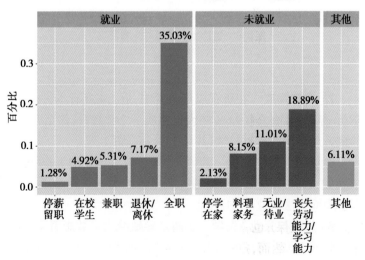

图 1-10　受访患者就业/就学情况

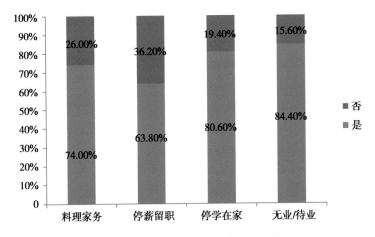

图 1-11　因病失业／失学的患者比例

(三) 医疗保障和社会保障

1. 医疗保障覆盖情况　在所有受访者当中,超过 72.0%
的罕见病患者(共计 14 978 人)享有我国三大基本医疗保险的
保障(新型农村合作医疗、城镇／城乡居民基本医疗保险和城
镇职工基本医疗保险)。由于罕见病患者中 18 岁以下的未成
年人比较多,7.1% 的小患者享有少儿医保／少儿社保,2.2% 的
享有学生／儿童大病医疗保险。此外,有少部分患者是政府的
医疗救助对象或者收到过民间罕见病医疗救助资金(例如由
患者组织或基金会提供)的帮助。然而,完全没有参与以上医
疗保险／救助的患者也占总受访人数的 14.3%(共计 2 967 人)
(图 1-12)。

2. 社会保障覆盖情况　在所有成年受访患者中,有 27.9%
的受访患者表示有城镇职工基本养老保险,15.4% 的人有最低
生活保障(低保);也有少部分人接受五保供养(1.1%)或者军人
优抚(0.4%)。然而,接近三成(34.4%,共计 3 325 人)的受访者
表示没有以上任何一种社会保障或保险(图 1-13)。

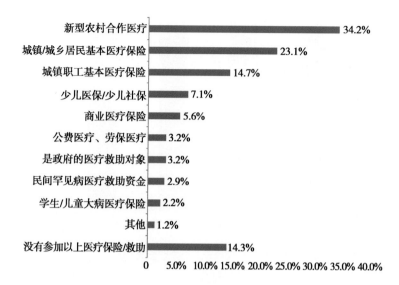

图 1-12 医疗保障覆盖比例

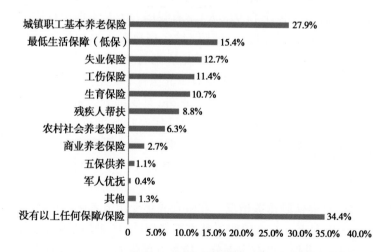

图 1-13 社会保障覆盖比例

3. 自理能力、辅具、残障情况

(1)生活自理能力:60.2% 的成年患者在日常生活中不能完全自理,有 4.9% 的患者表示自己完全不能自理(图 1-14)。

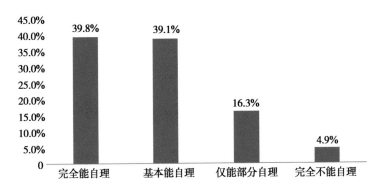

图 1-14 受访患者的生活自理能力

(2)辅具使用情况:在所有成年患者中,大多数受访患者(56.8%)表示日常生活中完全不需要使用辅具,但也有 7.1% 的患者表示完全离不开辅具(图 1-15)。

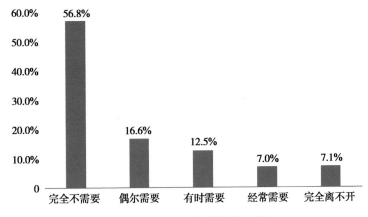

图 1-15 受访患者的辅具使用情况

1）辅具种类：在 3 805 名日常生活中会使用到辅具的患者里，"拐杖""手推轮椅""关节护具""坐便增高器"和"沐浴凳"这五类辅具的使用人数比例超过 20%（图 1-16）。

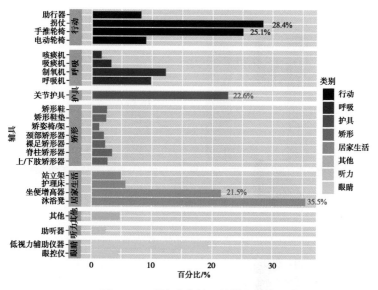

图 1-16　受访患者使用的辅具种类

2）辅具花费：2018 年一整年，患者在辅具上的人均花费金额为 22 689.55 元，其中 16 117.12 元为自费，占总花费的 71.0%（图 1-17）。

（3）残疾证办理情况：在 20 804 位参与调研的罕见病患者中，共有 4 510 名办理残疾证，占比 21.7%（图 1-18）。

（4）残疾证类别与等级：绝大多数办理了残疾证的受访患者为肢体残疾，共计 3 092 人，占比 68.6%。除去 121 位残疾证未定级的患者，持有二级残疾证的患者比例最高，占比 45.6%；最严重的残障类型，一级残疾证的持有人数比例为 23.3%（图 1-19）。

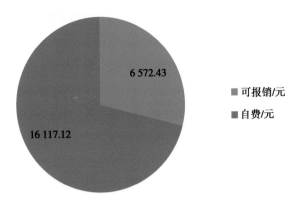

图 1-17 2018 年受访患者的辅具花费

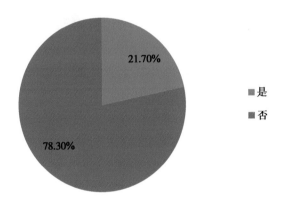

图 1-18 受访患者的残疾证办理情况

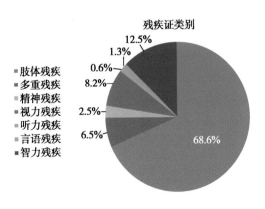

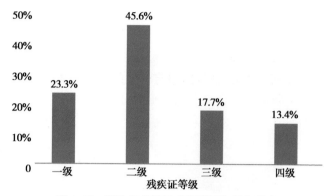

图 1-19 受访患者的残疾证类别与等级分布

三、罕见病患者的就诊经历

（一）所患疾病的严重程度（患者自评）

超过一半的患者认为自身所患的疾病非常严重，而认为病情非常轻微的患者，比例仅占 1.1%。由 1 分（非常轻微）至 10 分（非常严重），受访患者对所患疾病的严重程度的平均评分为 8.41 分（图 1-20）。

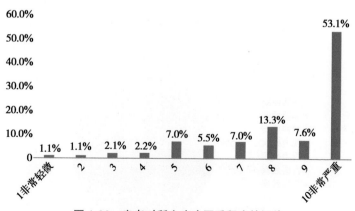

图 1-20 患者对所患疾病严重程度的评价

（二）合并症情况

在 20 802 个有效回答中，47.9% 的受访患者(9 956 人)，除了患有罕见疾病以外，还同时患有其他的疾病。贫血和睡眠障碍是所患人数最高的合并症(分别有 2 661 人和 2 224 人)，也是常见的合并症。除了生理上的疾病，也有不少患者患有心理疾病。1 676 人患有焦虑症，1 070 人患有抑郁症等。这说明了不仅要对患者的生理疾病进行关注，还需要多关注患者的心理健康问题(图 1-21)。

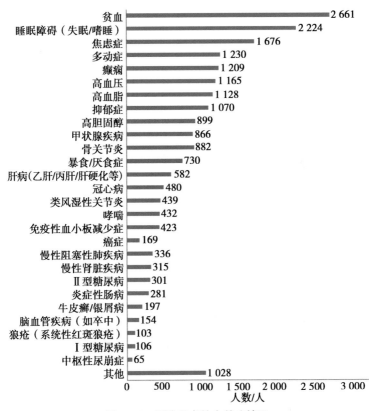

图 1-21　受访患者的合并症情况

(三) 罕见病信息主要获取渠道

　　众所周知,信息对于罕见病的诊断与治疗来说起到了非常重要的作用。对于患者群体而言,他们认为获得罕见病相关信息的渠道,最为主要的是"和医师直接交流",得分为 7.23 分;"患者组织及其自媒体(如患者组织的公众号)"则被排在了第二重要的位置,得分为 6.11 分。"微信公众号 / 微博等大众社交平台"(5.33 分)和"和患者直接交流"(4.71 分)也被认为是比较重要的信息获取渠道(图 1-22)。

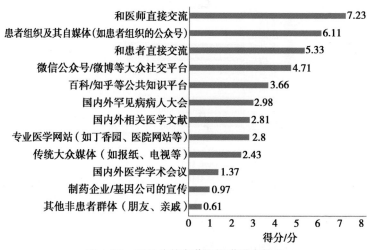

图 1-22　罕见病信息获取渠道排序得分

(四) 确诊

　　1. 第一次看病到确诊所需年限　在 20 302 个有效回答里,绝大部分患者能在发病的当年就得到确诊,15.5% 的患者则是在发病后的 1~4 年内能获得确诊,2.8% 的患者需要花 5~9 年的时间,2.0% 的患者 10~19 年的时间才能知道自己得了什么病。

0.8% 的患者(89 人)甚至花费了 20 年以上的时间来寻求确诊。整体来看,罕见病患者从第一次看病到确诊所需的平均年限为 0.90 年;如果不包括当年就得到确诊的患者,罕见病患者则平均需要 4.26 年才能得到确诊(图 1-23)。

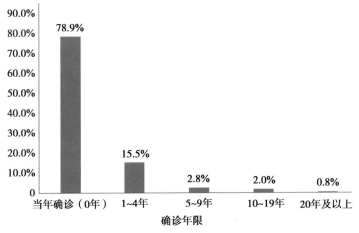

图 1-23　受访患者的确诊年限

　　2. 异地确诊　需要长途跋涉去外地医院获得确诊,对于罕见病患者而言几乎是常态。大部分患者需要到北京市、上海市、广州市、深圳市、重庆市等医疗资源相对比较集中的城市,以及例如成都市、武汉市、长沙市、济南市、西安市等省会城市才能得到确诊。然而,即便都是异地确诊,患者的确诊路径却有很明显的地域区别:户籍为西藏自治区、内蒙古自治区、河北省、安徽省、江西省等医疗资源较为匮乏的地区的患者,大部分需要去省外医院获得确诊;而在广东省、湖北省、陕西省等地区,虽然省内具有一定数量的优质医疗资源,但其分布不均衡,大多集中在省会城市,因此这些地区的罕见病患者以省内异地确诊为主(表 1-1)。

表 1-1　各省市（户籍地）患者异地确诊的比例分布

省份 / 城市 （患者户籍所在地）	省外 异地确诊 （百分比）	省内 异地确诊 （百分比）	非异地 确诊 （百分比）	总人数 / 人
山东省	30.8%	26.4%	42.8%	2 106
河南省	39.9%	42.6%	17.5%	1 785
河北省	70.5%	9.7%	19.9%	1 621
广东省	8.3%	54.1%	37.6%	1 437
江苏省	49.6%	22.6%	27.8%	1 327
湖南省	28.9%	46.9%	24.1%	1 023
湖北省	33.6%	38.9%	27.5%	954
安徽省	69.6%	16.2%	14.2%	925
山西省	47.5%	29.7%	22.8%	890
陕西省	24.3%	43.5%	32.3%	812
四川省	36.9%	33.0%	30.1%	810
浙江省	45.0%	24.7%	30.3%	765
江西省	62.8%	20.2%	17.0%	658
辽宁省	39.9%	25.0%	35.1%	544
福建省	37.5%	28.2%	34.3%	539
北京市	3.4%	0	96.6%	537
黑龙江省	60.8%	20.2%	19.0%	480
重庆市	28.7%	0	71.3%	436

续表

省份 / 城市 （患者户籍所在地）	省外 异地确诊 （百分比）	省内 异地确诊 （百分比）	非异地 确诊 （百分比）	总人数 / 人
内蒙古自治区	83.7%	5.5%	10.8%	435
广西壮族自治区	35.2%	32.5%	32.3%	403
天津市	35.9%	0	64.1%	340
上海市	6.2%	0	93.8%	339
云南省	30.0%	45.8%	24.1%	323
甘肃省	46.3%	34.8%	18.8%	313
吉林省	43.0%	27.8%	29.2%	284
贵州省	56.3%	20.2%	23.5%	277
新疆维吾尔自治区	40.3%	38.7%	21.0%	186
宁夏回族自治区	57.0%	19.8%	23.3%	86
海南省	37.0%	35.6%	27.4%	73
青海省	42.9%	21.4%	35.7%	70
香港特别行政区	60.0%	0	40.0%	10
西藏自治区	100.0%	0	0	8
台湾省	50.0%	0	50.0%	4
澳门特别行政区	33.3%	0	66.7%	3

注：直辖市或港澳台地区仅统计省外异地就诊和无异地就诊这两种情况。

3. 当医师无法确诊时的处理方式　除去 3 539 名患者表示所有遇见过的医师都可以明确诊断他 / 她的疾病以外,其他患者都曾经遇到过医师无法确诊的情况。而当医师无法确诊时,27.9% 的患者反映自己被医师建议去其他城市的医院治疗;26.4% 患者反映医师是按自己的临床经验来治疗的;此外,当医师提出转诊建议的时候,14.7% 的患者表示医师将自己转给本地的上级医院,7.1% 的患者被建议转给本院的上级医师。值得注意的是,有 13.0% 的患者表示,医师会建议自己回家(图 1-24)。

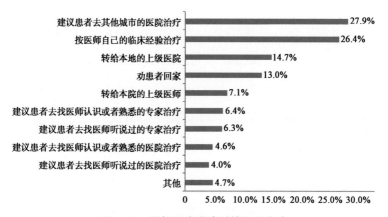

图 1-24　医师无法确诊时的处理方式

(五) 误诊

1. 误诊比例　罕见病确诊难是一个众所周知的问题。在本次调查的 20 804 位患者里,8 733 名患者都曾经被误诊过,占比 42.0%(图 1-25)。

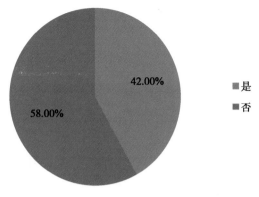

图 1-25 受访患者误诊状况

2. 各种罕见病患者误诊的比例 纯合子家族性高胆固醇血症和糖原累积病(Ⅱ型,庞贝病)的误诊率最高,被误诊过的人数是没被误诊过的 3.0 倍。误诊人数远超过没被误诊人数 2 倍以上的疾病还包括脊髓延髓性肌萎缩(肯尼迪病,2.5 倍)、法布雷病(2.3 倍)、黏多糖贮积症(2.2 倍)、普拉德 - 威利综合征(2.2 倍) 和朗格汉斯细胞组织细胞增生症(2.2 倍)(图 1-26)。

四、罕见病患者治疗情况

(一) 异地就医

对于罕见病患者而言,异地就诊也几乎是常态。有相当一部分的患者需要到北京市、上海市、广州市、深圳市、重庆市等医疗资源相对比较集中的城市,以及例如成都市、武汉市、长沙市、济南市、西安市等省会城市才能获得治疗。而异地就诊的路线图分布与异地确诊的几乎是重合的。也就是说,很多患者需要去或者是只能去替他们确诊的医院来获得有效治疗。

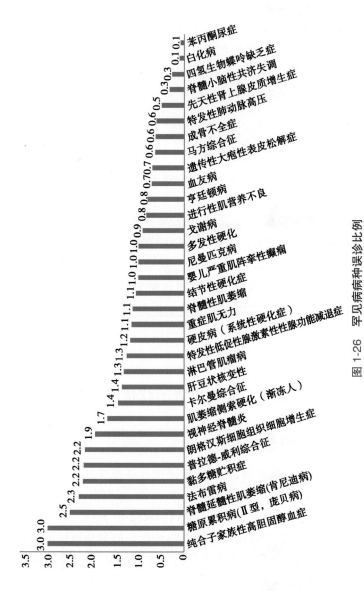

图 1-26　罕见病病种误诊比例

图标上的数字为误诊比例＝曾被误诊人数／没有被误诊的人数。

目前居住在西藏自治区、内蒙古自治区、安徽省、江西省和江苏省等地的患者中,有超过一半的人以省外异地就医为主。而常住地为河南省、广东省和湖南省的患者中,超过40%的人最常去就诊的医院在省内的其他城市,主要是郑州市、广州市、长沙市等省会城市。而只有来自北京市、上海市、重庆市和天津市4个直辖市以及山东省的患者中,有超过一半的人不需要去异地就医(表1-2)。

表1-2　各省市(常住地区)患者异地就医(常去医院)的比例分布

省份/城市 (患者常住地区)	省外 异地就医 (百分比)	省内 异地就医 (百分比)	非异地 就医 (百分比)	总人数/人
山东省	31.5%	15.7%	52.8%	1 801
广东省	10.7%	41.6%	47.8%	1 574
河北省	49.7%	8.1%	42.2%	1 376
河南省	34.0%	42.1%	23.9%	1 374
江苏省	51.4%	8.1%	40.5%	1 195
山西省	38.8%	28.9%	32.3%	762
湖南省	25.9%	41.5%	32.6%	745
湖北省	32.3%	29.4%	38.3%	724
北京市	6.3%	0	93.7%	718
浙江省	44.2%	20.3%	35.6%	711
陕西省	22.8%	33.0%	44.2%	681
四川省	30.0%	26.4%	43.5%	639
安徽省	57.9%	14.4%	27.7%	620
福建省	36.1%	22.8%	41.1%	457

续表

省份/城市 （患者常住地区）	省外 异地就医 （百分比）	省内 异地就医 （百分比）	非异地 就医 （百分比）	总人数/人
辽宁省	47.6%	13.6%	38.8%	456
江西省	56.4%	12.8%	30.7%	436
上海市	9.2%	0	90.8%	424
内蒙古自治区	69.2%	5.4%	25.3%	367
黑龙江省	55.2%	21.3%	23.6%	348
重庆市	26.5%	0	73.5%	344
天津市	38.5%	0	61.5%	312
广西壮族自治区	32.2%	26.8%	40.9%	298
云南省	29.6%	36.9%	33.4%	287
吉林省	36.3%	20.4%	43.3%	240
甘肃省	40.3%	29.7%	30.1%	236
贵州省	47.2%	23.4%	29.4%	231
新疆维吾尔自治区	44.0%	27.7%	28.3%	191
宁夏回族自治区	46.4%	15.9%	37.7%	69
海南省	45.8%	23.7%	30.5%	59
青海省	29.6%	29.6%	40.7%	54
西藏自治区	88.9%	0	11.1%	9
香港特别行政区	16.7%	0	83.3%	6
澳门特别行政区	0	0	100.0%	2

注：直辖市或港澳台地区仅统计省外异地就医和无异地就医这两种情况。

受访患者中最近一次去就诊的医院也呈现出与确诊和常去医院类似的地域和跨地分布。来自西藏自治区、内蒙古自治区、江西省、安徽省、黑龙江省和江苏省的患者中,超过半数需要到省外医院就诊。而来自河南省和广东省的患者中,超过40%的需要去省内其他城市就诊。整体而言,需要异地就医患者比例非常高(表1-3)。

表 1-3　各省市(常住地区)患者异地就医
(最近一次去治疗的医院)的比例分布

省份／城市 (患者常住地区)	省外 异地就医 (百分比)	省内 异地就医 (百分比)	非异地 确诊 (百分比)	总人数／人
山东省	30%	16%	54%	1 642
广东省	11%	42%	48%	1 423
河南省	33%	42%	24%	1 231
河北省	47%	8%	45%	1 217
江苏省	50%	9%	42%	1 062
山西省	36%	31%	33%	680
湖南省	26%	39%	34%	665
北京市	7%	0	93%	657
浙江省	44%	20%	36%	644
湖北省	33%	28%	39%	629
陕西省	22%	32%	46%	620
四川省	30%	25%	45%	562
安徽省	55%	14%	30%	542
福建省	37%	23%	40%	407

续表

省份/城市 （患者常住地区）	省外 异地就医 （百分比）	省内 异地就医 （百分比）	非异地 确诊 （百分比）	总人数/人
辽宁省	45%	14%	41%	407
上海市	8%	0	92%	386
江西省	55%	13%	32%	379
内蒙古自治区	68%	6%	27%	320
重庆市	28%	0	72%	316
天津市	36%	0	64%	285
黑龙江省	53%	21%	26%	282
广西壮族自治区	38%	21%	40%	261
云南省	29%	36%	35%	254
甘肃省	40%	28%	32%	215
贵州省	49%	23%	28%	204
吉林省	37%	18%	45%	201
新疆维吾尔自治区	39%	29%	31%	163
宁夏回族自治区	45%	21%	34%	58
海南省	42%	25%	33%	55
青海省	29%	29%	41%	51
香港特别行政区	33%	0	67%	6
西藏自治区	100%	0	0	5
澳门特别行政区	0	0	100%	2

注：直辖市或港澳台地区仅统计省外异地就医和无异地就医这两种情况。

(二) 目前治疗情况

此次入选的 33 种罕见病中,几乎所有患者都需要通过某种治疗手段来改善症状、延缓病程及提高生活质量。然而,实际情况是,只有大概 2/3 (68.4%) 的患者目前正在接受治疗。另有 16.9% 的患者虽然以前有过治疗,但目前没有在治疗,甚至有 9.2% 的患者从未治疗过(图 1-27)。

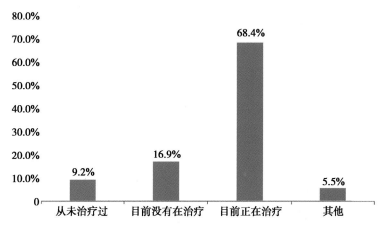

图 1-27　受访患者的治疗状况

(三) 治疗方式

在 18 899 名曾经或目前正在接受治疗的患者中,74.2% 的人以药物治疗为主。曾经或目前有进行康复治疗的人数比例超过了接受过手术治疗的人数比例(22.7% *vs.* 16.5%)(图 1-28)。

1. 从未治疗的原因　当询问那些从未接受过治疗的罕见病患者,其从未接受过治疗的原因时,超过 40% 的受访患者归咎于"医疗费用太高,无法负担",有 35.2% 的患者则是因为"买不到药,没办法治疗",28.5% 表示"医师认为不需要治疗"(图 1-29)。

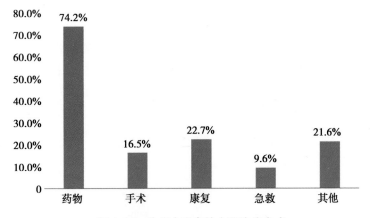

图 1-28　治疗中患者的主要治疗方式

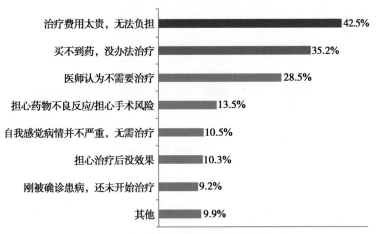

图 1-29　患者从未治疗过的原因

2. 停止治疗的原因　42.0% 的患者将他们停止治疗的原因归咎于"医药费太贵,无法负担",也有 28.6% 的患者则是因为"药效不是很好,停止治疗"。虽然有近 1/4 的患者因为病情好转而停药,但也有 12.9% 的患者因"买不到药"而被迫停药。综合而言,由于药物的可及性和治疗费用的可负担性差而无法持续治疗的患者占了 54.9%(图 1-30)。

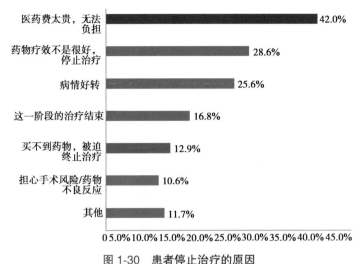

图 1-30　患者停止治疗的原因

（四）随访情况

在 19 300 个有效回答里,需要每 3 个月需要就诊 1 次的患者占 1/5,17.7% 的患者则是大概每年需要就诊 1 次;也有接近 20% 的患者表示不需要持续就医或者随访(图 1-31)。

五、罕见病患者的家庭和经济情况

（一）家庭成员患同种罕见病的情况

大约有 80% 的罕见病是由遗传缺陷引起的,因此很多罕见病会影响到一个家庭里面的多个成员。在 18 439 份有效回答里,12.5%(2 309 人)罕见病患者表示,有直系或旁系血亲患有相同的疾病(图 1-32)。

当问及是哪一位具体的家庭成员时,患者的母亲是同患该种罕见病人数比例最多的(共 921 人,占比 39.8%),其次是患者母亲的兄弟姐妹及他们的孩子(35.7%)、患者自己的亲兄弟姐妹(34.7%)(图 1-33)。

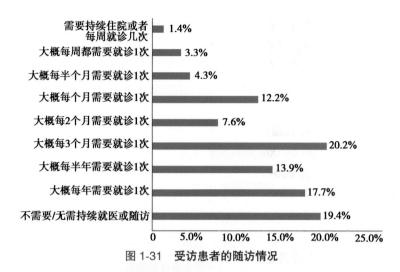

图 1-31   受访患者的随访情况

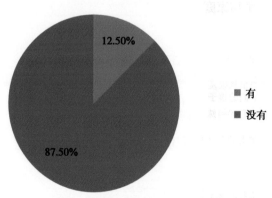

图 1-32   家庭成员患有同种罕见病的情况

(二)经济状况

1. **所有患者家庭年收入情况**   依据中国家庭金融调查（CHFS）2017 年的数据，我国全国家庭收入的均值是 84 000 元。在本次调查的 20 804 位患者中，超过一半的患者家庭年收入在 50 000 元以下（54.7%），其中包括了 2.3% 的家庭在 2018 年完全没有收入。此外，26.2% 患者的家庭年收入在 50 000~100 000 元，

19.0% 的患者家庭年收入超过了 100 000 元。平均来看，20 804 位患者家庭在 2018 年的家庭年收入为 81 619.17 元，低于全国平均水平。如果除去没有收入的家庭，其余有收入的患者家庭平均年收入为 83 560.28 元，与全国平均水平基本持平（图 1-34）。

2. 成年与儿童患者家庭年收入对比　未成年患者的家庭收入为 30 000~50 000 元的人数比例超过成年患者；成年患者的家庭收入在 50 000~100 000 元和 100 000~200 000 元这个范围内的人数比例都略高于未成年患者的家庭收入。平均来看，成人患者家庭在 2018 年的家庭年收入为 81 733.70 元，儿童患者家庭为 81 614.03 元，两组相差不大。如果除去没有收入的家庭，有收入的成人患者家庭平均年收入为 84 098.37 元，略高于儿童患者家庭的平均家庭年收入（83 253.57 元）（图 1-35）。

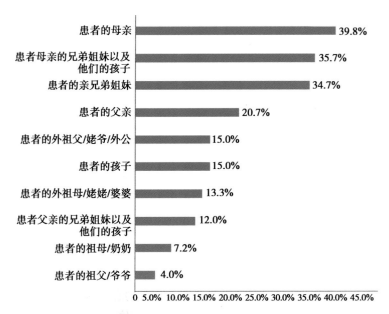

图 1-33　患有同种罕见病的家庭成员分布

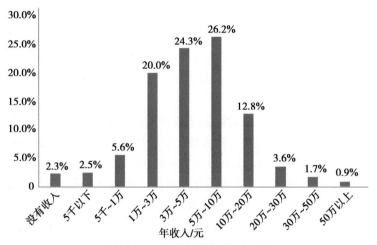

图 1-34   受访患者家庭年收入分布

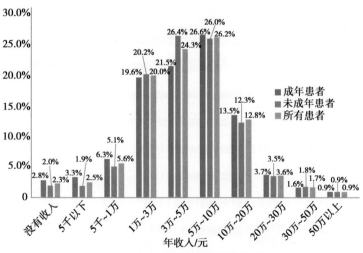

图 1-35   成年与儿童患者家庭年收入对比

3. 成年患者的个人年收入情况   在 8 825 名成年患者中，有 35.0% 的人表示自己在 2018 年一整年是没有收入的；30% 左右的患者的年收入在 10 000~50 000 元。只有不到 6% 的患者 2018 年全年收入在 100 000 元以上。显而易见,绝大多数患者的个人年收入都偏低。在所有有收入的成年患者中,人均年收入为 49 343.13 元(图 1-36)。

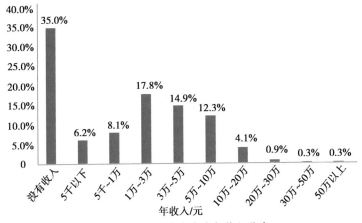

图 1-36 成年患者个人年收入分布

六、罕见病患者医疗费用支出及 其支付意愿

(一)医疗费用

2018 年全年,受访患者在看病和治疗上的平均花费为 50 098.40 元,其中包含了药物、住院、急救、手术、康复和陪护等各类直接医疗支出。他们花在与治疗有关的其他费用,例如营养费、在器械、消毒等方面的花费,人均为 5 641.46 元。此外,他们花费在与医疗相关的非医疗费用,例如出行的费用为 8 185.96 元,误工费大概在 7 542.49 元。因此,整体而言,受访患者 2018 年的医疗费用支出大约是人均 71 468.69 元。这部分的费用可以通过医保报销大约 16 809.65 元,也有部分患者

通过商业保险或者众筹等渠道获得一定的费用补贴,大约人均 2 273.31 元。将这部分钱从支出中扣除,受访患者在 2018 年自掏腰包支付的医疗费用为 52 385.73 元,占总医疗支出的 73.30% (表 1-4)。

表 1-4   2018 年罕见病患者的治疗费用

2018 年全年,患者在治疗疾病方面的大概花费	平均值 / 元
医疗相关的直接费用	
直接看病支出	50 098.40
其他与疾病有关的支出	5 641.46
与医疗相关的非医疗费用	
因看病所支付的出行费用	8 185.96
误工费	7 542.86
总计支出	71 468.69
可报销的费用	
医保报销金额	16 809.65
其他保险 / 通过众筹获得的捐赠金额	2 273.31
总计报销	19 082.96
个人自付金额	52 385.73

(二)家庭医疗负担

2018 年全年,所有参与调研的罕见病患者平均而言,他们个人自费的医疗支出占家庭年收入的 63.18%(52 385.73/81 619.17 × 100%=63.18%)。其中,成年患者的医疗自费支出平均为 48 907.39 元,占成年患者家庭年收入的 59.84%

（48 907.39/81 733.70×100%=59.84%）；未成年患者的医疗支出平均为 54 901.50 元，占家庭年收入的 67.27%（54 901.50/81 614.03×100%=67.27%）。未成年患者家庭的医疗负担要比成年患者的更重一些（表 1-5）。

表 1-5　2018 年罕见病患者的家庭医疗负担

类别	自费医疗支出 / 元	家庭年收入 / 元	医疗负担
所有患者	52 385.73	81 619.17	63.18%
成年患者	48 907.39	81 733.70	59.84%
未成年患者	54 901.50	81 614.03	67.27%

（三）医疗开支承受能力自我评估

正是因为医疗负担明显偏重，有 24.1% 的患者表示自己完全承担不起治疗疾病的费用。医疗开支承受能力自我评估的平均值为 4.04，表明了本次调查参与者并不认为罕见病相关的医疗开支是他们可以承担得起的（图 1-37）。

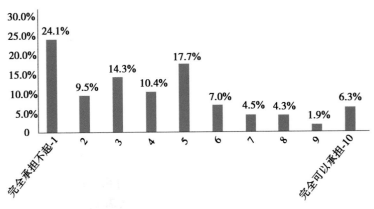

图 1-37　受访患者的医疗开支承受能力评价

（四）支付意愿

1. 各病种支付意愿　那么，对于受访患者来说，他们究竟认为自己的支付能力可以到达什么样的程度呢？由于罕见病的种类太多，针对每一种罕见病的治疗方法差异很大，产生的费用也有天壤之别。因此，我们依据每一种罕见病治疗的现状，将支付意愿调研中的价格区间进行了区分，总共分为8组。如图1-38

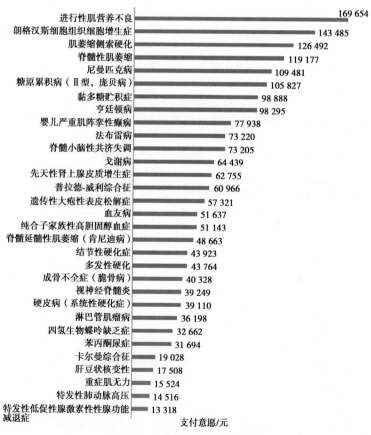

图 1-38　受访患者的支付意愿

所示,浅色表示价格区间较低的组别,深色表示价格区间较高的组别。我们可以看出,当药物的价格区间较高时,患者们也愿意支付相对更高的价格。

2. 支付意愿 *vs.* 实际医疗自费支出 将患者的支付意愿与实际医疗自费支出做比较,可以发现进行性肌营养不良和亨廷顿病患者的支付意愿远高于实际医疗支出,其支付意愿是医疗支出的 3.38 倍和 3.59 倍。虽然戈谢病患者在 2019 年实际支出费用最多,但其支付意愿远远低于实际支出。支出意愿明显远低于实际支出的病种还有特发性肺动脉高压、肝豆状核变性和重症肌无力。

总体而言,"支付意愿 > 实际支出"的病种的平均支付意愿为 88 780.23 元,平均实际医疗自费支出为 54 275.75 元;尽管"支付意愿 < 实际支出"的病种的平均支付意愿相比较低,为 40 944.24 元,但其平均实际医疗自费支出为 62 777.18 元,高于"支付意愿 > 实际支出"的病种(图 1-39)。

3. 整体支付意愿:所有患者 *vs.* 未成年患者 *vs.* 成年患者 整体而言,受访患者大多愿意支付超过一半的家庭收入来购买治病所需药物。这一意愿接近他们在 2018 年实际上的自付医疗金额,相差仅 4.29 个百分点。对于有未成年患者的家庭来说,他们的支付意愿甚至占到了家庭收入的 85.65%;实际上他们在过去一年的医疗自费金额占比 69.27%,支付意愿占家庭收入的比例高于实际医疗自费占家庭收入的比例 18.38 个百分点。这意味着,未成年罕见病患者家庭愿意几乎倾其所有来帮助孩子战胜疾病。对于成年患者家庭而言,他们的支付意愿占家庭收入 42.93%,与公认的以医疗支出占家庭可支配收入 40% 为界限的灾难性医疗支出标准基本持平。而他们在实际上的自费医疗支付金额占家庭收入的 59.84%,这一比例相差 16.91 个百分点。这表明,成年患者家庭仍然希望治病支出不要影响到家庭的正常运作(表 1-6)。

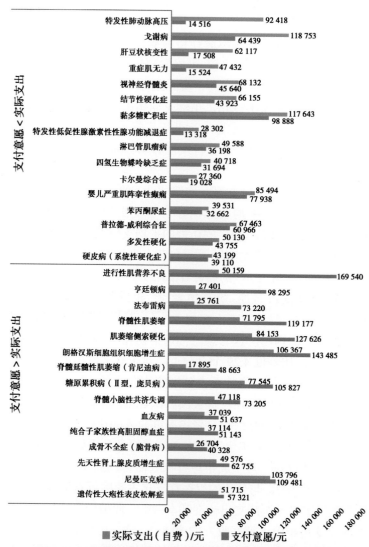

图 1-39　受访患者的支付意愿与实际医疗自费支出的对比

表 1-6　2018 年罕见病患者的整体支付意愿

类别	支付意愿/元	家庭年收入/元	支付意愿占家庭收入的比例	实际医疗自费金额占家庭收入的比例	意愿比－实际比（差值）
所有人	55 068.07	81 619.17	67.47%	63.18%	4.29%
未成年患者	69 898.77	81 614.03	85.65%	67.27%	18.38%
成年患者	35 089.57	81 733.70	42.93%	59.84%	−16.91%

七、罕见病患者及其主要照顾者的生活质量及社会支持

(一) 罕见病患者的生活质量得分:以 SF-12 为例

本次调研运用了一系列与健康相关的生活质量量表来测量和展示罕见病患者的生活质量。在第一阶段的报告中,将集中讨论 SF-12 量表。SF-12 生活质量量表由 12 道题目组成,被广泛用于测量与健康相关的八个维度的生活质量得分:身体功能、身体功能角色受损、身体疼痛、总体健康状况、活力、社会功能、情绪问题角色受损和心理健康。而这八个维度的得分又可以转换为两个总评分,即生理总分(PCS)和心理总分(MCS)。SF-12 每一个维度的满分为 100 分,两个总评分的满分也是 100 分。得分越高,代表患者的生活质量越好。

综合来看,受访患者在生理健康与心理健康两个总评分领域的平均得分为 40.45 分和 41.03 分,该得分明显低于中国普通人群的得分(图 1-40)。

通过与普通人群的生活质量得分对比,可以很明显地看出罕见病患者的生活质量得分在八个维度都远低于普通人群的得分,非常直观地说明了罕见病患者的生活质量较差(图 1-41)。

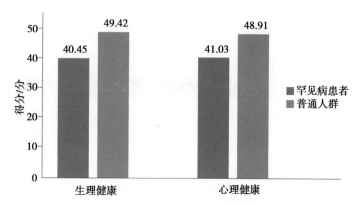

图 1-40　罕见病患者的生活质量得分（总评分）
患者和普通人群在生活质量生理与心理两个总评分方面的
得分差异具有统计学意义（$P<0.001$）。

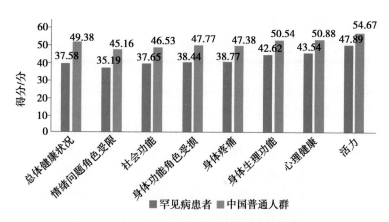

图 1-41　罕见病患者的生活质量得分（具体评分）
患者和普通人群在生活质量每一个维度上的得分差异都具
有统计学意义（$P<0.001$）。

（二）罕见病患者主要照顾者的幸福感指数

罕见病不仅会影响患者生活质量，还可能会对其主要照顾者的幸福感受产生影响。通过使用 ICECAP 幸福感量表进行测量,患者家属幸福感的五个维度得分都比较低。得分相对较高的是"成就与进步"(2.64 分),其次是"稳定和安全感"(2.57 分),而在"享受与快乐"方面的感受最差,仅有 2.25 分(图 1-42)。

更具体地来看,将罕见病患者主要照顾者幸福感的每一个维度得分与中国普通人群的得分相比,很明显可以看到,在每一个维度,主要照顾者的幸福感受都要远远低于普通人群(图 1-43~ 图 1-47)。

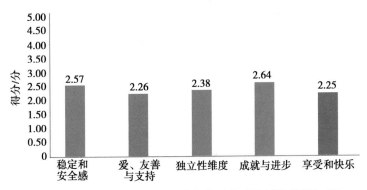

图 1-42　罕见病患者主要照顾者与普通人群的幸福感指数对比

(三) 社会支持:患者 *vs.* 主要照顾者

过往研究表明,生活质量与社会支持有着非常紧密的联系。通过对患者自评的社会支持和主要照顾者的社会支持的平均得分进行比较,可以发现患者和主要照顾者在社会支持的四个方面都具有显著的差异性:主要照顾者在社会支持的四个维度获得的支持都显著低于患者。无论是患者还是主要照顾者,他们获得的"实质性支持"是最多的(分别为 54.66 分和 47.06 分)。患者获得的"讯息和情绪性支持"是最少的(44.55 分),而患者家属则在"社会互动性支持"方面获得的最少(41.75 分)(图 1-48)。

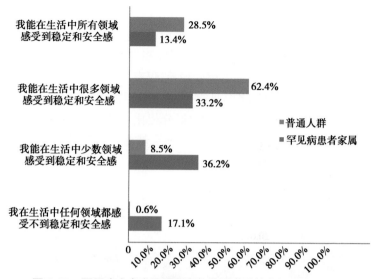

图 1-43 罕见病患者主要照顾者与普通人群的幸福感指数对比
（稳定和安全维度）

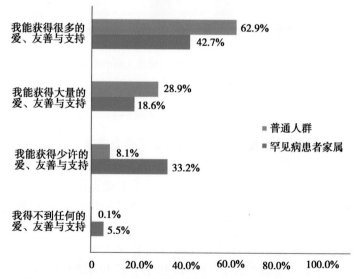

图 1-44 罕见病患者主要照顾者与普通人群的幸福感指数对比
（爱、友善与支持维度）

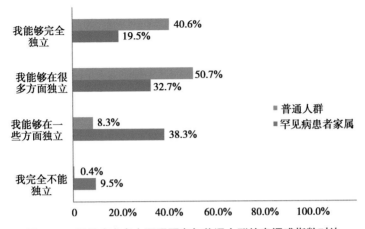

图 1-45 罕见病患者主要照顾者与普通人群的幸福感指数对比
（独立性维度）

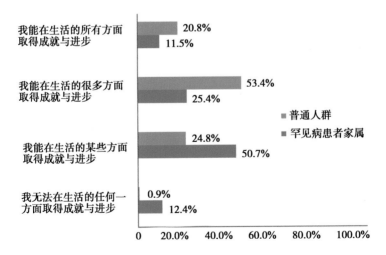

图 1-46 罕见病患者主要照顾者与普通人群的幸福感指数对比
（成就与进步维度）

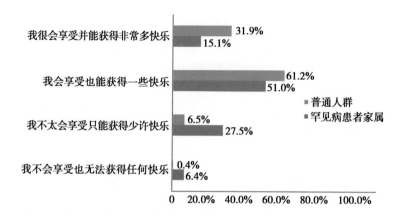

图 1-47   罕见病患者主要照顾者与普通人群的幸福感指数对比
（享受与快乐维度）

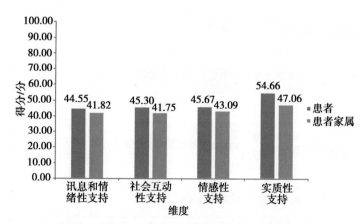

图 1-48   受访患者与主要照顾者的社会支持得分对比
患者与患者家属在每一种具体的社会支持类别上得分不同
并且其差异具有统计学意义（$P<0.001$）。

八、小　结

1. 参与调研的 20 804 位罕见病患者或其家属通过他们自身的经历，为我们勾勒出罕见病群体在就诊、就医、用药、康复、经济负担、社会支持、生活质量等各个方面的现状和面临的问题。众所周知，罕见病种类多，单病种人数少，婴幼儿时期发病的人数比较多，治疗方法缺乏。在本调研中，这几个方面的问题是一致而突出的。超过一半的患者是 2008 年之后出生的，有3.4% 的患者还不到 1 岁。

2. 罕见病对人的影响贯穿于患者的整个成长期。调研发现，在成年患者中，有超过 40% 的患者无法就业或就学，而罕见病及其所导致的不同程度的残障或者生活自理障碍可能是成年患者无法正常就学或就业的主要原因。

3. 罕见病确诊难是一个长期存在的问题。此次调研发现，异地确诊的问题非常突出，大部分患者无法在本地获得确诊，需要去北京市、上海市、广州市、深圳市、重庆市以及其他省会城市才能获得确诊。然而，可能也是因为优质医疗资源集中，一旦当地无法确诊患者，就会选择去大城市的著名医院就医，因此人均确诊时间并不如想象中那么长。2 万余名患者中，有近 80% 的可以在看病当年获得确诊。而无法当年获得确诊的，人均不到4 年半就可以获得确诊。当然，确诊时间缩短可能与近年来对于罕见病知识的大力普及以及社会各界对于罕见病的关注程度日益提高有关。

4. 虽然超过 70% 的患者有三大基本医疗保险的保障，但是也有近 15% 的患者没有任何医疗保障，就诊和治疗的负担很重。然而，罕见病所带来的经济负担不仅仅只是体现在治疗方面，绝大多数的罕见病现在还只有对症治疗的药物。即便如此，因用药而产生的经济负担依然是巨大的。同时，由于优质医疗资源集中在大城市，所以异地就医异地随访的患者人数众多，这为患者带来了除直接医疗开支之外的很多间接医疗开支。同时，除了医疗费用以外，很多罕见病患者还需要依靠康复治疗和辅助用具来帮助其维持日常的生活需要，而这方面的费用绝大部分都是自费的，所造成的负担也不容忽视。

5. 整体而言，患者的生活质量要明显低于普通人群。依据国际通用的 SF-12 生活质量量表，受访罕见病患者的生理和心理生活质量都比普通人群都要低了 7~8 分。而具体到生理、心理以及社会等不同功能项的得分上面，罕见病患者比普通人的得分都要低 6~12 分。相应地，罕见病患者的主要照顾者的生活质量也受到了明显的影响。和普通人群相比，罕见病主要照顾者的幸福感明显要低很多，他们普遍缺乏安全感，能感受到的爱、友善与支持严重不足，缺乏独立性，能够取得的成就与进步也不够多，因此也只能享受到非常有限的快乐感受。

6. 更令人担忧的是，与以往调研的发现一致，罕见病患者其主要照顾者所能获得的社会支持甚至少于患者本人，不论是在情感方面，还是社交或者实质性帮助方面，主要照顾者感受到的社会支持都明显少于患者。这也揭示了罕见病并不只是一个医学问题，也是一个社会学的问题。

一、医务工作者基本信息

　　地理分布：受访医务工作者来自我国 14 个省、自治区和直辖市，包括河北省、天津市、辽宁省、山东省、山西省、陕西省、上海市、江苏省、四川省、广西壮族自治区、江西省、宁夏回族自治区、云南省和西藏自治区。此次参与调研的医务工作者共有 38 634 人（图 2-1，表 2-1）。

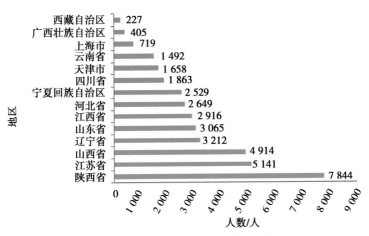

图 2-1　受访医务工作者地域分布

表 2-1　受访医务工作者地域分布

省份	人数（百分比）
西藏自治区	227（0.6%）
广西壮族自治区	405（1%）
上海市	719（1.9%）
云南省	1 492（3.9%）
天津市	1 658（4.3%）
四川省	1 863（4.8%）
宁夏回族自治区	2 529（6.5%）
河北省	2 649（6.9%）
江西省	2 916（7.5%）
山东省	3 065（7.9%）
辽宁省	3 212（8.3%）
山西省	4 914（12.7%）
江苏省	5 141（13.3%）
陕西省	7 844（20.3%）

二、人口学信息

（一）受访医务工作者的基本信息

1. 性别　调查采用问卷星方式，共调查 38 634 人。其中，男性 9 962 人，占 25.8%；女性 28 672 人，占 74.2%。男女比例为 1：2.9（图 2-2）。

2. 年龄分布 参加调研的医务工作者中,近 90% 的医务工作者年龄在 55 岁及以下。年龄在 26~35 岁阶段的人数最多,有 19 269 人,占 49.9%。年龄在 55 岁以上者有 841 人,占 2.0%。调研的医务工作者中位年龄为 34 岁(图 2-3)。

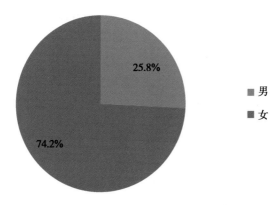

图 2-2 受访医务工作者性别分布

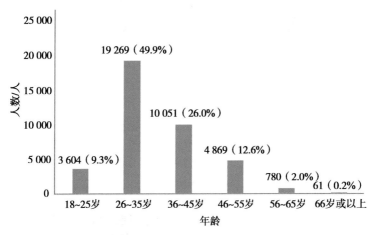

图 2-3 受访医务工作者年龄分布

3. 户口状况　有 23.2% 的人(8 960 人)是农村居民户口，有 76.7% 的人(29 627 人)是城市居民户口(图 2-4)。

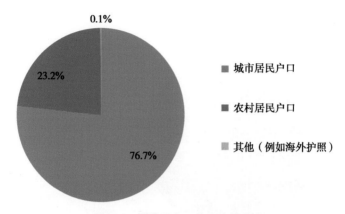

0.1%

■ 城市居民户口

■ 农村居民户口

■ 其他（例如海外护照）

23.2%

76.7%

图 2-4　受访医务工作者户籍分布

4. 受教育程度(学历状况)　在 38 634 名医务工作者中，超过 1/4 的人(10 945 人,28.3%)拥有研究生及以上学历,高于中国医师的学历分布水平(9.5%)。中专及大专人数为 5 376 人(13.9%),本科学历人数为 22 210 人(57.5%),硕士学历人数为 9 272 人(24.0%),博士及博士后人数为 1 673 人(4.3%)。

受访医务工作者的学历实际上远远高于中国医务工作者的普遍学历水平。依据 2015 年中国卫生和计划生育年鉴,2014 年全国职业医师的学历分布显示,全国研究生及以上学历的医师仅有 9.5%,本科为 38.0%,大专为 31.3%,大专以下为 21.1%(图 2-5)。

5. 受访医务工作者的工作年限及职称分布　本次调研受访医务工作者的工作年限中,有 1 542 名(4.0%)医务工作者工作年限超过 30 年。从医年限在 20 年以上的有 6 981 人,占 18.1%;在 10 年以上、20 年以下的有 9 200 人,占 23.8%。总体而言,本次受访医务工作者临床诊疗经验比较丰富(图 2-6)。

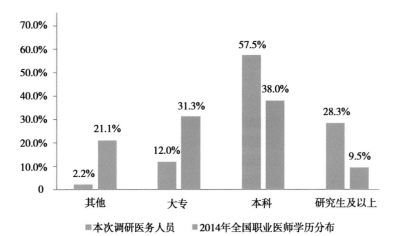

图 2-5 受访医务工作者学历分布

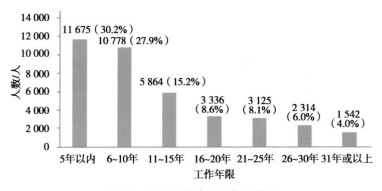

图 2-6 医务工作者工作年限状况

调研的医务工作者以中高级职称为主,中高级职称有20 343 人(52.7%),初级职称有 15 743 人(40.7%)。其中,有正高职称的医务工作者为 2 208 人,占 5.7%;有副高职称为 5 070 人,占 13.1%;有中级职称的医务工作者 13 065 人占 33.8%。

6. 受访医务工作者科室分布 本次受访的医务工作者分

布在内科、外科、儿科、妇产科、急诊科与重症医学科、皮肤科、耳鼻咽喉科、口腔科、检验科、麻醉科、影像科、康复医疗科等各个临床科室的医师、护士(图 2-7)。

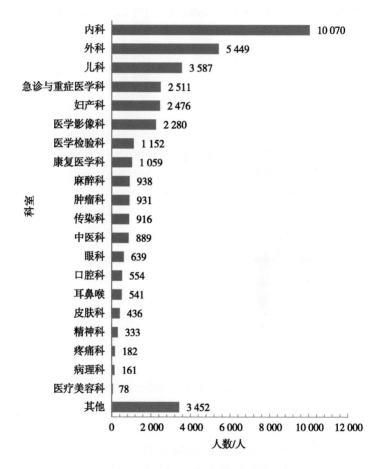

图 2-7 受访医务工作者科室分布状况

7. **收入水平**   超过 90% 的医务工作者月收入水平在10 000 元以下。有 53.6%(20 710 人)的医务工作者收入水平介于 5 000~10 000 元。收入水平超过 10 000 元的医务工作者仅有 8.2%。根据 2019 年国家统计局发布的《2018 年全国时间利用调查公报》，本次调研的医务工作者以较高收入群体为主。在这份报告指出，低收入群体是指调查对象月收入在 2 000 元以下的群体；中等收入群体是指调查对象月收入在 2 000~5 000 元的群体；较高收入群体是指调查对象月收入在 5 000~10 000 元的群体；高收入群体是指调查对象月收入在 10 000 元以上的群体（图 2-8）。

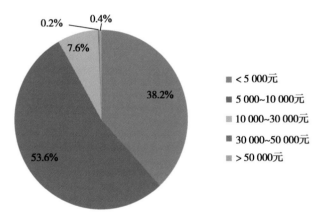

图 2-8　受访医务工作者收入状况

8. 受访医务工作者工作单位的行政区划分布　此次受访医务工作者中有 16 505 人（42.7%）来自省级、直辖市市级或以上的医院，在省级以下、县级以上医院工作的医务工作者有 21 447 人，占 55.5%。还有部分医务工作者来自县级诊疗单位及社区卫生服务中心或者卫生所、卫生服务站等更为基层的医疗单位。总体来看，受访医务工作者比较集中在大城市的市或区级医院里面。

9. 受访医务工作者所在工作医院的等级　与行政区划

相对应的,此次受访医务工作者所在医院的等级也较高。有33 091人(85.7%)来自三级医院,其中有79.8%的医务工作者来自三级甲等医院。在二甲及以下医院工作的医务工作者人数有5 543人(14.3%)(图2-9)。

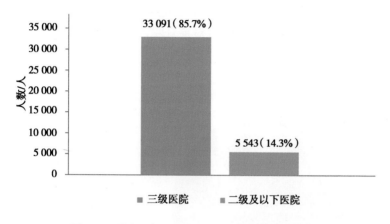

图 2-9　受访医务工作者工作单位及医院等级状况

(二)罕见病认知状况调研

1. 对罕见病的知晓情况　本次调研从主观与客观2个维度来评估医务工作者对罕见病的认知状况。主观维度,采用李克特五级量表评估医务工作者自报的罕见病了解程度。有将近70%的医务工作者认为自己并不了解罕见病。其中有1 770人表示从未听说过罕见病,而听说过罕见病但不太了解的医务工作者有23 514人。有11 192人称对罕见病有一定了解,有1 752人认为自己比较了解罕见病,仅有406人(占总人数的1.1%)认为自己非常了解罕见病(图2-10)。

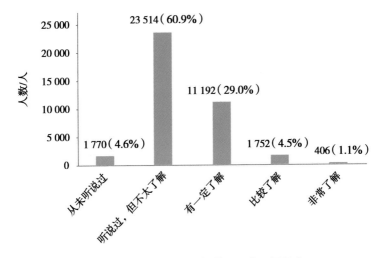

图 2-10 医务工作者自报的罕见病了解程度

2. 医务工作者罕见病诊治经验 在受访的 38 634 位医务工作者中,有 24 277 名 (62.8%) 的医务工作者曾经"遇到过"罕见病患者。在这 24 277 名医务工作者中,有 8.3% 的医务工作者曾遇见过至少 10 种罕见病。遇到 5 种及以下罕见病的医务工作者占据 82.1%。遇到罕见病的种类与从业时间及工作年限存在明显正相关。随着工作年限的增加,医务工作者临床诊疗过程中遇到罕见病的数量也在增加 (P<0.001)。遇到 10 种及以上罕见病的 2 018 名医务工作者中,有 1 201 名 (59.5%) 医务工作者工作年限超过 10 年。

截止到 2019 年,在临床诊疗工作中,医务工作者接诊或治疗过多少个患有罕见疾病的患者?在回答该问题的医务工作者中,有 44.6% (10 838/24 277) 的医务工作者表示没有接诊过罕见病患者,接诊 1~5 位的有 9 475 人,占 39.1%;接诊 6~10 位的有 1 938 人,占 8.0%。年接诊 10 位以上罕见病患者的人数比例为 8.3%。

关于罕见疾病的治疗情况,有 13 988 人表示从来没有治

疗过罕见病患者,占 57.6%。治疗过 1~5 位罕见病患者的有
7 508 人,占 30.9%。2019 年有 55.4% 的医务工作者诊断过罕
见病,有 42.4% 的医务工作者治疗过罕见病。有 11.5% 的医务
工作者治疗超过 5 位罕见病患者(图 2-11)。

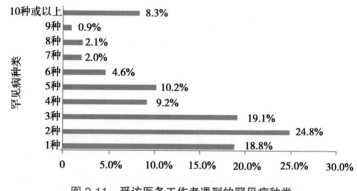

图 2-11   受访医务工作者遇到的罕见病种类

　　当我们把医护人员遇到的罕见病种类与对罕见病的了解程
度联系起来看时会发现,只有当医务工作者遇到 5 种及以上罕
见病时,才会有一半以上的医务工作者认为自己对罕见病较为
了解。绝大部分医务工作者即使遇见过罕见病,还是认为自己
不够了解(图 2-12)。

　　从客观角度,根据高频罕见病词汇检索,我们列出白
化病、血友病、多发性硬化、肝豆状核变性、马方综合征、
全身型重症肌无力等 33 种罕见病。每个病种包含 3 个知
识类选择题及相关诊疗题目,由医务工作者自行选择最为
熟悉的病种并作答。共有 23 602 人完成问卷。有 20.5%
(4 830/23 602) 的医务工作者可将所选病种的三个相关问题
全部回答正确。最为医务工作者熟悉的前 10 类罕见病病
种依次为:白化病(albinism)(25.9%)、血友病(hemophilia)
(9.6%)、多发性硬化(multiple sclerosis,MS)(8.6%)、肝豆状核

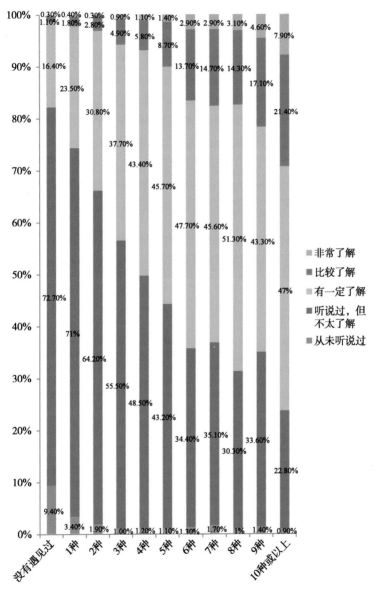

图 2-12 医务工作者对罕见病的了解程度及遇到的罕见病的种类

变性（Wilson disease）（7.5%）、马方综合征（Marfan syndrome）
（5.8%）、全身型重症肌无力（myasthenia gravis，MG）（5.6%）、
肌萎缩侧索硬化（amyotrophic lateral sclerosis，ALS；又称渐
冻人）（4.9%）、成骨不全症（osteogenesis imperfecta，OI；脆骨
病）（4.4%）、苯丙酮尿症（phenylketonuria，PKU）（3.3%）、系统
性硬化症（system sclerosis，SSC；又称硬皮病）（3.2%）、特发性
肺动脉高压（idiopathic pulmonary arterial hypertension，IPAH）
（3.2%）等。这也与 2019 年北京协和医院和清华大学联合牵头、
搜狗公司参与的"基于搜索引擎大数据分析的中国罕见病分
布研究"项目相符合（表 2-2，图 2-13，图 2-14）。

表 2-2　2018 年中国各省市罕见病搜索热度分布

省份	搜索热度占比
天津市	0.014 9%
陕西省	0.011 2%
山西省	0.010 6%
上海市	0.010 2%
北京市	0.009 9%
湖北省	0.009 6%
河北省	0.009 3%
甘肃省	0.009 2%
黑龙江省	0.009 1%
山东省	0.009 0%
重庆市	0.009 0%
新疆维吾尔自治区	0.008 9%
吉林省	0.008 8%
宁夏回族自治区	0.008 7%

续表

省份	搜索热度占比
福建省	0.008 6%
云南省	0.008 2%
辽宁省	0.008 2%
广东省	0.008 2%
内蒙古自治区	0.007 9%
海南省	0.007 8%
浙江省	0.007 6%
河南省	0.007 6%
四川省	0.007 4%
湖南省	0.007 3%
安徽省	0.007 1%
江苏省	0.007 1%
青海省	0.007 0%
江西省	0.006 9%
广西壮族自治区	0.006 5%
贵州省	0.006 4%
香港特别行政区	0.003 6%
澳门特别行政区	0.003 3%
西藏自治区	0.003 2%
台湾省	0.002 3%

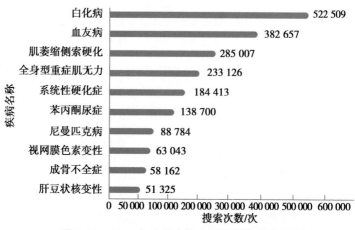

图 2-13　2018 年中国高热度罕见病搜索热度排行

3. 医务工作者对国家有关罕见病政策及孤儿药法案等的支持、了解程度　2018 年 5 月,五部委联合印发《第一批罕见病目录》,包括 121 种罕见病。《中国第一批罕见病目录释义》是我国罕见病治疗领域从 0 到 1 的突破,将为加强我国罕见病管理、提高罕见病诊疗水平建设、维护罕见病患者健康权益奠定坚实的理论和实践基础。那么,在《罕见病诊疗指南(2019 年版)》发布 1 周年之际,我国医务工作者对该指南的了解状况如何呢?在 38 634 名医务工作者中,有 28 115 名医务工作者(72.8%)表示未听说过《中国第一批罕见病目录释义》。仅有 27.2% 的人表示听说过《第一批罕见病目录》。在听说过并阅读过《第一批罕见病目录》的医务工作者中,只有 4 814 人(12.5%)表示阅读过《中国第一批罕见病目录释义》。增加医务工作者获取罕见病诊疗学习资源的可及性,优化知识获取渠道的多样性,都需要不断改进(图 2-15)。

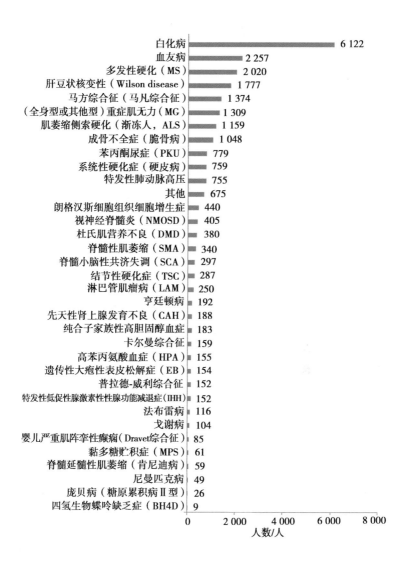

图 2-14 医务工作者选出最为熟悉的罕见病病种的人数

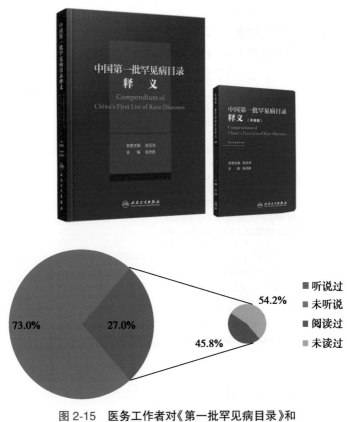

图 2-15   医务工作者对《第一批罕见病目录》和
《中国第一批罕见病目录释义》的了解程度

　　为保障罕见病患者的健康权益,近年来国家陆续出台了一
系列相关政策及孤儿药相关法案。那么,医务工作者对罕见病
相关国家政策的了解与知晓状况如何呢?

　　参与调研的 38 634 名医务工作者中,有 12.4% 的认为自
己了解并熟悉国家罕见病相关政策。有 33 850 名医务工作者
(87.6%)认为自己并不了解国家关于罕见病的政策支持,49.6%
的医务工作者表示听说过但不了解,38.0% 的医务工作者表示
从未听说过国家关于罕见病的政策支持及孤儿药法案。在听

说过罕见病国家政策的 23 958 名医务工作者中,最为医务工作者熟悉的罕见病相关政策条目依次为:①《罕见病诊疗指南(2019 年版)》(15 335 人);②《关于公布第一批罕见病目录的通知》(14 617 人);③《关于建立全国罕见病诊疗协作网的通知》(9 738 人)(图 2-16)。

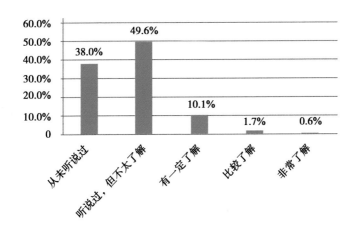

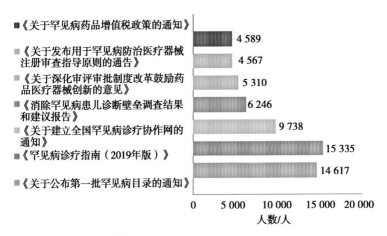

图 2-16 医务工作者对国家罕见病政策的了解程度

4. 医务工作者在罕见疾病诊疗过程中的基因检测使用情况   罕见病诊治面临的挑战巨大。约80%的罕见病由遗传因素导致,约50%的罕见病在儿童期发病。基因检测手段是帮助医务工作者诊疗疾病的有利工具。医务工作者在诊疗疾病过程中,使用基因检测手段是否存在着各种各样的挑战与困难?有20 607名医务工作者回答了该问题。通过调研我们发现,在罕见病诊疗过程中,困扰医务工作者使用基因检测手段的原因有:有14 277人认为基因检测价格太高;有11 679人认为市面上太多基因公司,不知道该选择哪一个;有10 475人不了解基因检测的用途,或者不了解哪种情况下应该使用基因检测;有9 788人看不懂基因检测报告;也有9 744人在收到报告时,不知如何向患者进行遗传咨询(图2-17)。

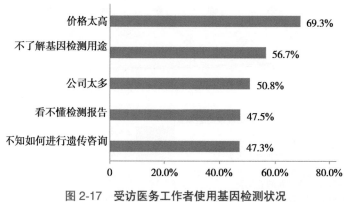

图 2-17   受访医务工作者使用基因检测状况

有44.4%的医务工作者(9 162/20 607)在送检外显子测序时,遇到过基因检测报告不能解释患者临床表现的情况。当基因检测无法辅助诊断与解释疾病时,有将近一半的医务工作者会优先选择尝试补充患者症状信息和进一步分析数据后再次寻求确诊(49.0%)。其次,对患者保持随访、一定时间后更新症状信息占29.1%。大多数医务工作者不会考虑更换一家检测机构进行重新检测分析,这可能与其高昂的检测费用有关(图 2-18)。

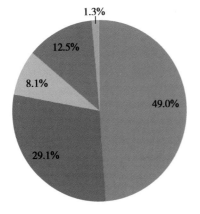

图 2-18 基因检测无法解释临床表现时受访医务工作者处理措施

(1)获取罕见病相关知识的来源渠道:在罕见病诊疗信息获取领域,根据重要程度排名医学工作者认为重要的信息渠道如下。由此可见,医学工作者在寻求罕见病相关领域专业信息时,更倾向于优先选择专业医学网站和国内外相关医学文献。便捷、迅速的通信传播工具如微信公众号、微博等大众社交平台,也在获得越来越多医务工作者的青睐。有 38 634 人就此题目作答。

1)专业医学网站(如丁香园、医院网站等)(24 488 人)。

2)国内外相关医学文献(22 567 人)。

3)微信公众号/微博等大众社交平台(18 369 人)。

4)百科/知乎等公共知识平台(17 630 人)。

5)和医师直接交流(14 476 人)。

6)传统大众媒体(13 015 人)。

7)国内外医学学术会议(12 254 人)。

关于罕见病患者的诊治方案依据来源,有 76.9% 的医务工作者(13 081/17 003)会优先选择参考国内临床治疗指南,其次是参考国外临床治疗指南。根据文献报道的治疗方案,基于某个/某些医师的临床经验也在一定程度上为疾病诊疗提供思路,带来裨益(图 2-19,图 2-20)。

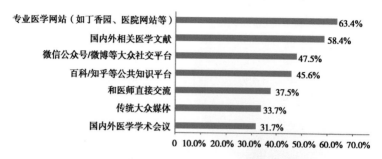

图 2-19　医务工作者罕见病诊疗信息获取渠道

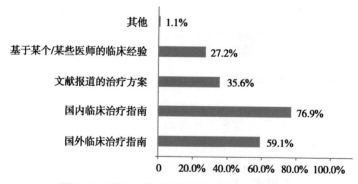

图 2-20　医务工作者罕见病诊治方案依据来源

(2)对罕见病国家注册登记系统的支持程度:为破解罕见病诊疗过程中医疗信息获取困难的困局,支持罕见病队列建设及后续研究,统一罕见病注册登记技术标准和规范,北京协和医院于 2016 年牵头建立了中国首个罕见病国家注册登记系统(NRDRS)。经过 3 年的蓬勃发展,我国医务工作者使用

NRDRS 系统的现状如何？调研结果表明,有 36 853 人(95.4%)表示愿意通过罕见病注册登记平台来记录与分享遇到的病例,有 559 人(1.4%)表示已经开始注册、登记。也有 1 781 人表示不愿意使用该平台,其主要的顾虑包括:对患者隐私泄露的担忧、自身医疗工作繁忙、诊疗中遇到罕见病病例较少、对自身疾病诊疗缺乏经验的担心以及注册系统需要学习与培训等(图 2-21)。

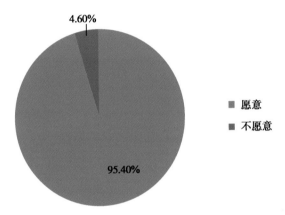

4.60%

■ 愿意
■ 不愿意

95.40%

图 2-21　医务工作者对罕见病国家注册登记系统的态度

5. **罕见病多学科诊疗(multi-disciplinary team,MDT)模式在各个医院的开展状况**　有 24 277 人回答了关于罕见病 MDT 模式的问题。其中,有 36.7% 的医务工作者其所在单位开展了罕见病 MDT 模式。86.5% 的医务工作者支持所在医院开展罕见病 MDT 模式。其中关于 MDT 组织形式,建议"按疾病大类分类"的有 56.3%,超过支持"按特定罕见病病种开设"的人数比例(43.1%)。更多的医务工作者表示愿意加入所在医院或者各医院之间可能的罕见病 MDT 专家团队。

(1)罕见病诊疗协作网:建立精确到"医院 - 医师 - 病种"的罕见病协作网就诊模式,可为了解各省、自治区、直辖市地区医院罕见病情况,为国家宏观层面医疗保健提供决策依据。建立协作网数据共享 - 激励机制,将为罕见病相关政策研究提供有力支持。本次调研中,有 5 214 名医务工作者中表示知道国家罕见病诊疗协作网,其中有 3 066 人来自罕见病诊疗协作网单位。

(2)罕见病患者组织:在受访的 38 634 名医务工作者中,仅有 5 106 人(14.3%)表示其所在单位有罕见病的研究计划。曾和罕见病患者组织合作过的医务工作者仅有 3.8%,有 8 526 人(22.1%)表示不清楚什么是罕见病患者组织,有 28 622 人则称从来没有与其合作过。应加强医疗机构与患者组织的密切合作,同心协力共同呼吁社会关注、患者健康教育、就诊需求对接、前沿技术分享,充分发挥罕见病患者组织在罕见病诊疗支持、健康关爱、疾病帮扶等方面的作用。

(三)中国医务工作者身心健康状况调查

生命质量(quality of life,QoL)又称生活质量、生存质量等,近年来有研究表明,幸福感是生命质量研究的一种新的视角或领域。中国医务工作者的身心健康状况及幸福感一直吸引着世界的关注。本次调研使用成年人可行能力生命质量量表(ICECAP-A),包括稳定和安全感,爱、友善与支持,独立性,成就与进步,享受和快乐 5 个维度。每个维度又分为 4 个水平:所有 / 大量、很多、少许 / 某些、没有 / 不能。医务工作者在下列 5 个维度的分布情况如表 2-3。

有 76.0% 的医务工作者能在生活中所有 / 很多领域感受到稳定和安全感,86.4% 的人能获得大量 / 很多的爱、友善与支持。低于 1% 的医务工作者不能独立、无法取得成就与进步和无法享受到快乐。本次调研医务工作者的平均 ICE-CAPA 评分为 1.98 分。

表 2-3 医务工作者的生活质量情况

属性	比例
稳定和安全感	
我能在生活中所有领域感受到稳定和安全感	21.0%
我能在生活中很多领域感受到稳定和安全感	55.0%
我能在生活中少数领域感受到稳定和安全感	21.2%
我在生活中任何领域都感受不到稳定和安全感	2.8%
爱、友善与支持	
我能获得大量的爱、友善与支持	25.0%
我能获得很多的爱、友善与支持	61.4%
我能获得少许的爱、友善与支持	13.0%
我得不到任何的爱、友善与支持	0.6%
独立性	
我能够完全独立	29.3%
我能够在很多方面独立	55.7%
我能够在一些方面独立	14.6%
我完全不能独立	0.4%
成就与进步	
我能在生活的所有方面取得成就与进步	16.2%
我能在生活的很多方面取得成就与进步	43.5%
我能在生活的某些方面取得成就与进步	39.3%
我无法在生活的任何一方面取得成就与进步	1.0%
享受和快乐	
我很会享受并能获得非常多快乐	25.8%
我会享受也能获得一些快乐	63.2%
我不太会享受只能获得少许快乐	10.2%
我不会享受也无法获得任何快乐	0.8%

三、小　结

　　我国医务工作者对罕见病的知晓率普遍较低,且存在区域医疗资源不平衡、疾病诊治缺乏规范等问题。医务工作者对国家罕见病相关政策的了解和重视程度不够高,相关领域知识匮乏。医务工作者在寻求罕见病社会支持方面存在明显不足,与患者组织在罕见病诊疗方面的协调配合尚不娴熟。应积极采取措施以改善这一现状,进一步维护广大罕见病患者的健康权益,保障全民健康战略的顺利实施。

第三部分　患者组织调研

　　自 2000 年我国第一家罕见病患者组织——中国血友病联谊会成立以来,全国已有百余家名称固定、活动规律的罕见病患者组织。患者组织的快速发展,一方面,得益于医学界和公众对罕见病认知的提高,受罕见病影响的社群人数的增加以及应对罕见病的各种诊疗、康复和社会支持的方法和服务的完善;另一方面,在"健康中国"理念的指导下,从中央到地方,各级领导对罕见病问题日渐重视的一个重要体现。

　　罕见病患者组织领域之前从未做过系统的调研。各个患者组织之间只是通过日常沟通和交流才能了解彼此的信息,难以形成对整个领域的宏观把握。因此,我们希望通过这次对罕见病患者组织负责人的调查,了解国内患者组织发展的现状、取得的成绩和面临的挑战,并进一步找出患者组织中普遍存在的发展瓶颈和痛点。

　　本次调研面向全国百余家罕见病患者组织负责人及骨干,通过线上问卷的形式开展,最终回收得到 79 份有效问卷,经数据整理,共得到全国 74 家罕见病患者组织的完整填答信息。我们通过对问卷数据的详细分析,勾勒出了我国众多罕见病患者组织的群体肖像:多数患者组织都未注册,仅有少数组织已经注册为民办非企业或社会团体,有工作人员,但办公规模较小,工作人员通常少于 20 人,管理结构扁平化;其发展带有明显的中国民间非营利组织的共同特点和困难,例如缺乏运营资金和专业化管理人才、组织结构不规范等;针对罕见病患者面临的困境,罕见病患者组织通常在患者互助和信息支持、公众宣传及政策倡导、多方合作等方面发挥着重要的作用。

一、调查对象概况

（一）服务病种

在参与调查的 74 家罕见病患者组织当中，有 15 家组织致力于服务多个罕见病病种，占比 20%；绝大多数患者组织服务单病种罕见病患者和家属，占比 80%（图 3-1）。

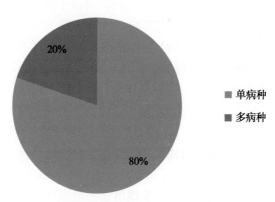

图 3-1　罕见病患者组织服务的病种

（二）成立年份

在参与本次调查的全部 74 家组织当中，成立时间最长的组织成立于 2005 年；自 2005 年到 2011 年，少数患者组织开始陆续成立，发展较为缓慢，平均每年成立约 2 家组织；2012 年之后，患者组织进入了快速发展阶段，平均每年成立约 7 家组织。目前，罕见病患者组织领域处于稳步上升的发展阶段，行业规模和影响力的不断增加，为罕见病患者带来了希望（图 3-2）。

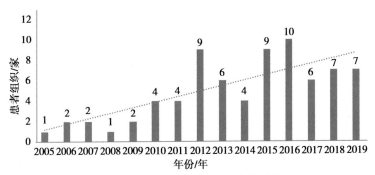

图 3-2　罕见病患者组织成立年份分布

（三）患者规模

不同组织之间能够联络到的患者数量差异较大，规模最大的组织联络患者 70 000 人，最少的社群仅联络 7 人，中位数为 500 人，一半以上的组织属于患者规模在 500 人以内的中小型组织（图 3-3）。

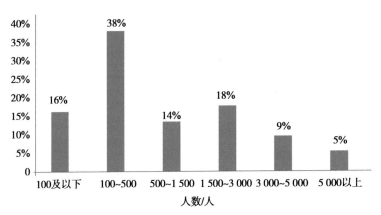

图 3-3　罕见病患者组织能联络到的患者人数

（四）注册情况

1. 是否注册　在本次调研的 74 家组织当中，47 家组织仍未注册,其中有 4 家组织正在申请的过程中,总占比 64%;仅有 36% 的组织已经在当地民政部门注册成功。在已经注册的 26 家组织当中,从组织成立到注册成功平均经历 2.4 年时间(图 3-4)。

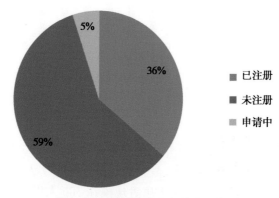

图 3-4　罕见病患者组织的注册情况

2. 注册形式　在已经注册的 26 家组织当中,绝大多数(占比 92%)注册为民办非企业机构;8% 的组织注册为社会团体(图 3-5)。

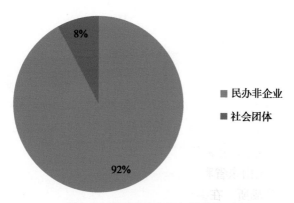

图 3-5　罕见病患者组织的注册形式

3. **注册地点**　在已经注册的 26 家组织当中,注册地点以北京市为最多,共有 14 家组织在京注册;3 家组织在上海市注册,2 家组织在广东省注册,其余 7 家组织分布在天津市、山东省、江苏省、陕西省、湖北省、江苏省、青海省等地(表 3-1)。

表 3-1　患者组织注册地点分布

省份	组织数 / 家
北京市	14
上海市	3
广东省	2
陕西省	1
江苏省	1
天津市	1
山东省	1
湖北省	1
青海省	1
浙江省	1

二、运营管理

(一) 办公地点

1. **办公常驻地**　74 家组织的办公地点仍以北京市为最多,共有 33 家组织在北京市常驻办公。其次分布在上海市(6 家)、江苏省(6 家)、山东省和广东省(3 家)等地(表 3-2)。

2. **办公场所**　在参与调查的患者组织当中,多数组织没有固定的办公场所,占比 53%;16% 的组织在组织成员家中办公;

24%的组织租赁了专用的办公室;7%的组织在主管部门提供的专用办公室办公(图3-6)。

表3-2   患者组织办公地点分布

省份	组织数/家
北京市	33
上海市	6
江苏省	6
广东省	3
山东省	3
山西省	2
河北省	2
河南省	2
黑龙江省	2
湖南省	2
天津市	2
江西省	2
青海省	2
重庆市	2
甘肃省	1
湖北省	1
四川省	1
浙江省	1
陕西省	1

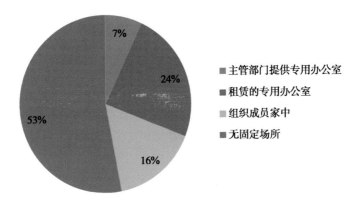

图 3-6　罕见病患者组织的办公场所

- 主管部门提供专用办公室
- 租赁的专用办公室
- 组织成员家中
- 无固定场所

(二) 规范管理

1. 有无章程　在组织的规范化管理方面,61% 的患者组织有成文的运营管理章程(图 3-7)。

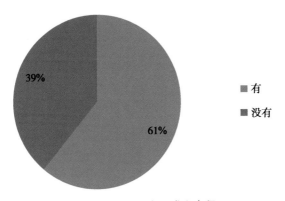

- 有
- 没有

图 3-7　组织有无成文章程

2. 有无理事会　在完成调查的 74 家患者组织当中,51% 的组织有理事会架构(图 3-8)。

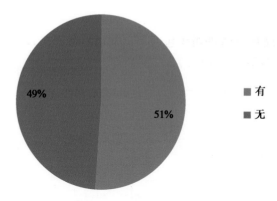

图 3-8   组织有无理事会架构

3. 平台设施   罕见病患者组织运用多种不同的传媒方式进行传播,78% 的组织拥有微信公众号,60% 左右的组织有专门的网站、微博账号以及电子信箱,除此之外,热线电话也是患者组织常用的传播渠道(图 3-9)。

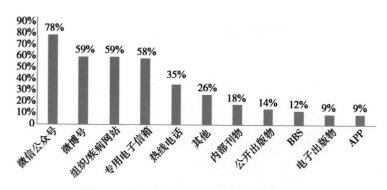

图 3-9   罕见病患者组织宣传平台的使用情况

(三)工作人员

1. 来源与类型   在参与本次调查的 74 家罕见病患者组织当中,工作人员来源以罕见病患者及其家属为主。77% 的组织有罕见病患者作为组织工作人员,73% 的组织有患者家属作为工作人员;仅有 36% 的组织包含罕见病患者或家属以外的、本身与罕见病没有直接关联的工作人员(图 3-10)。

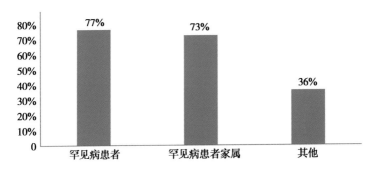

图 3-10　罕见病患者组织工作人员的来源

仅有 36% 的患者组织聘请了受薪的全职工作人员;28% 的患者组织聘用了受薪的兼职工作人员;绝大多数患者组织的日常工作由无薪义工和志愿者完成,占比 82%(图 3-11)。

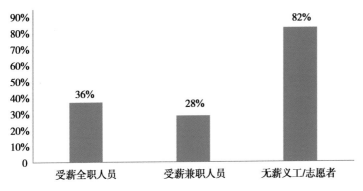

图 3-11　罕见病患者组织工作人员的类型

2. 学历构成　在所有参与调查的患者组织的工作人员当中,37% 有大学本科学历,占比最高;26% 的工作人员有大专学历;24% 的工作人员学历在大专以下;另有 13% 的工作人员学历在研究生以上(图 3-12)。

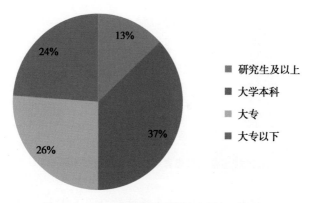

图 3-12　罕见病患者组织工作人员的学历构成

3. 年龄构成　罕见病患者组织的工作人员年龄构成以青壮年为主:41% 的工作人员年龄在 30~39 岁,占比最高;28% 的工作人员年龄在 30 岁以下;23% 的工作人员年龄在 40~49 岁;另有 6% 的工作人员在 50~59 岁,2% 的工作人员年龄在 60 岁以上(图 3-13)。

4. 全职人员的薪资水平　在聘用全职工作人员的 27 家罕见病患者组织当中,有 48% 认为自身全职工作人员的薪资水平在所在地区属于下层,33% 的组织认为处于中下层,仅有 11% 的组织认为其全职工作人员的薪资水平处在当地的中间层,8% 的组织认为处于中上层(图 3-14)。

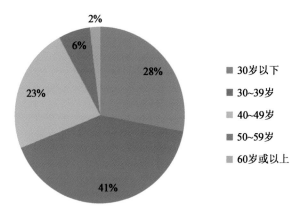

图 3-13　罕见病患者组织工作人员的年龄构成

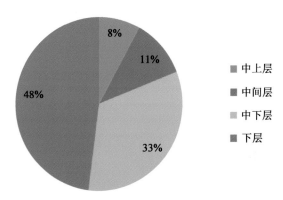

图 3-14　罕见病患者组织工作人员的薪资水平

三、财务状况

（一）资金来源

74 家罕见病患者组织当中，63 家组织没有固定的资金来源，占比 85%；仅有 3%（2 家）的组织明确地表示自身有固定的经济来源（图 3-15）。

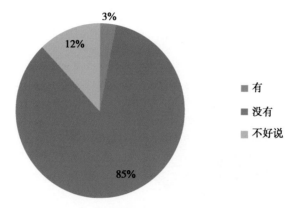

图 3-15   组织有无固定资金来源

　　具体而言,组织内部成员捐赠和企业捐赠/项目合作是罕见病患者组织最主要的资金来源;除此之外,私人捐赠/项目合作、国内基金会筹款、政府委托项目收入、政府/主管单位拨款等都是罕见病患者组织的资金来源(图 3-16)。

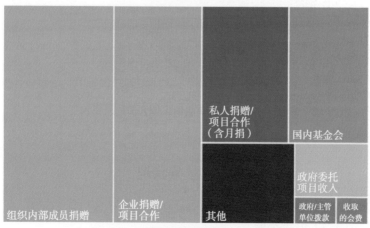

图 3-16   罕见病患者组织的资金来源

　　收取服务费是在罕见病患者组织当中较为少见的筹资来源,当被问及是否考虑收费服务时,仅有 7% 的组织现在正在进行收费服务,5% 的组织正在筹办收费服务;而 42% 的组织仍在考虑中,46% 的组织没有考虑过收费服务(图 3-17)。

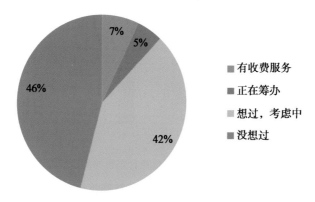

图 3-17　组织有无进行收费服务

(二) 筹资规模

2018 年全年,64% 的组织筹资额在 5 万元以内,其中 41% 的组织完全没有筹款,所有组织筹款额的中位数为 2 万元;18% 的组织筹资额在 5 万~20 万元,12% 的组织筹资额在 20 万~50 万元,7% 的组织筹资额在 50 万元以上,最高的一家达到了 500 万元(图 3-18)。

(三) 支出情况

罕见病患者组织的主要财务支出在于项目及活动经费,通常占总支出超过 60% 的比重;其次是人工费用(工资、奖金、补贴及社会保障等费用)、日常办公费用、物业费等(图 3-19)。

(四) 审计制度

近半成(49%)参与调查的患者组织没有财务审计制度,13% 的患者组织内部进行财务审计,38% 的患者组织会接受外部的财务审计(图 3-20)。

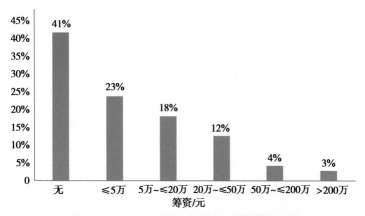

图 3-18　2018 年罕见病患者组织的筹资规模

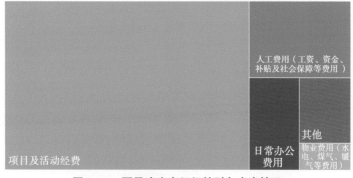

图 3-19　罕见病患者组织的财务支出情况

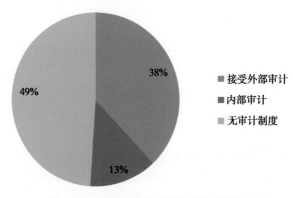

图 3-20　罕见病患者组织的财务审计制度

四、活动／项目开展情况

(一) 日常活动形式

93% 的患者组织会在 QQ、微信等线上患者社群当中开展日常活动,26% 的组织会在网络患者社区 BBS 中开展日常活动;而仅有 38% 的组织会开展稳定的线下活动,26% 的组织会开展非固定的线下活动(图 3-21)。

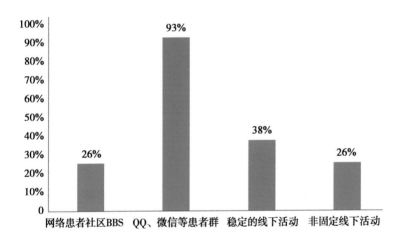

图 3-21　罕见病患者组织的日常活动形式

(二) 2018 年活动／项目

1. **总体活动／项目数量**　在 2018 年,12% 的患者组织并未开展过任何活动;40% 的患者组织开展过 1~4 次活动／项目;36% 的组织开展了 5~9 次活动／项目;另有 12% 的患者组织开展了 10 次以上的活动／项目(图 3-22)。

2. **参与人数**　在 2018 年全年开展的活动中,22% 的患者组织所开展的活动仅吸引到了 20 人以内的患者或家属参与;

23% 的患者组织吸引到了 20~100 人参与活动；27% 的患者组织活动参与人数达到了 100~300 人；13% 的患者组织活动参与人数达到 300~500 人；另有 15% 的患者组织在 2018 年全年的活动参与人数达到了 500 人以上（图 3-23）。

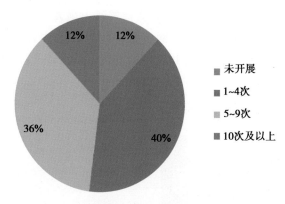

图 3-22   2018 年罕见病患者组织开展活动 / 项目次数

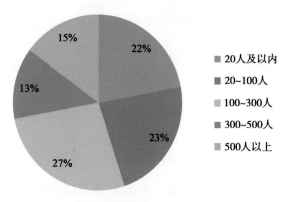

图 3-23   2018 年患者组织所开展活动的参与患者 / 家属人数

（三）活动内容

参与调研的 74 家罕见病患者组织的活动和工作内容主要

包括公共倡导类、服务类、社群支持类、资源链接类等几个方面，其中服务类和公共倡导类工作所占的比重最大。

在公共倡导方面，72 家组织进行了罕见病公共宣传与教育活动，占比最高；接近 70% 的组织曾向有关部门建言献策来推动药物医保相关政策、向公众倡导罕见病政策，以及对医师群体进行罕见病知识的宣传与教育活动；少数组织曾通过两会提案等方式参与制定罕见病相关政策。

在患者服务方面，患者组织所作的工作主要包括维护管理患者群、进行患者的注册登记与日常管理、对患者及家属进行心理疏导甚至喘息服务、组织医患交流会等促进医患沟通、组织患者大会等。少数组织会筹集资金给经济困难的患者以直接的物质援助。

在社群支持方面，73% 的组织会搜集国内外的最新罕见病信息来分享给患者；在协助患者群体的社群融入、为患者做赋能培训、促进患者就学 / 就业等方面，许多罕见病患者组织也发挥了积极而重要的作用。

在资源链接方面，49 家组织曾联系医院开设就医绿色通道 / 罕见病专科 / 多学科诊疗，占比 66%；35 家组织曾与医疗机构或研究机构合作开展罕见病相关科研；31 家组织曾经与商业机构联系开展合作或筹集资金（图 3-24）。

（四）效果评估

1. 评估方式　本次调研中 53% 的患者组织在活动结束后会进行效果评估，在这些组织当中，76.9% 的组织会邀请项目受益人或活动参与者进行评估，占比最高；64.1% 的组织会请组织内部人员评估；61.5% 的组织会请项目负责人评估；48.7% 的组织会请项目的出资方对项目效果进行评估；20.5% 的组织会聘请外部专家来进行效果评估；仅有 5.1% 的组织会邀请其他患者组织进行评估（图 3-25，图 3-26）。

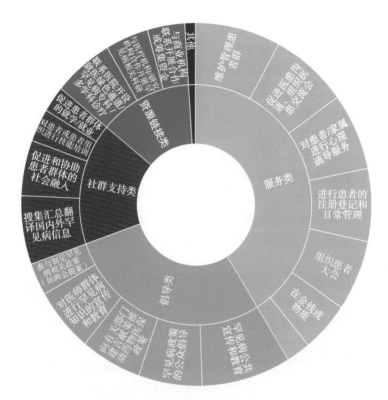

图 3-24   罕见病患者组织的活动内容

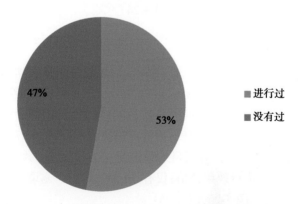

图 3-25   有无进行过活动 / 项目效果评估的情况

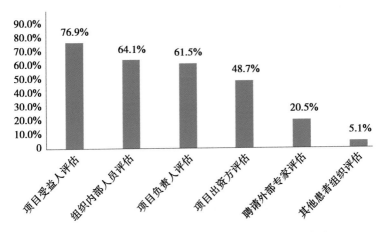

图 3-26　罕见病患者组织对活动 / 项目的效果评估方式

2. 患者满意度　总体而言,参与调查的组织负责人大都认为患者对组织活动多数满意,22% 的组织负责人认为患者总体上很满意,38% 认为患者相对满意;另有 4% 和 1% 的组织负责人认为患者不满意,甚至很不满意。在公众倡导、患者服务、社群支持和资源链接四种类型的活动内容当中,患者服务和社群支持类活动的满意度较高,而公众倡导和资源链接类活动的满意度相对较低(图 3-27)。

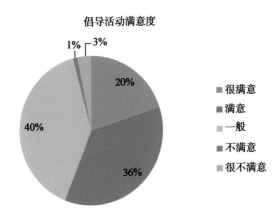

倡导活动满意度

社群支持满意度

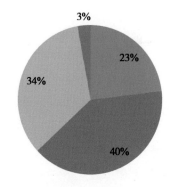

资源链接满意度

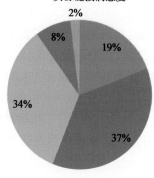

患者服务满意度

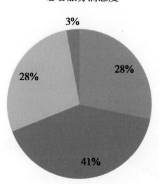

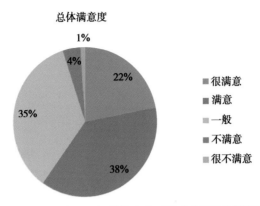

总体满意度

- 很满意
- 满意
- 一般
- 不满意
- 很不满意

图 3-27　患者组织评估的患者对活动/项目的满意度

(五) 项目合作与对外影响

2018 年,20% 参与调查的患者组织主要与其他组织合作开展活动/项目;58% 的组织负责人参加过其他罕见病患者组织发起的活动/项目(图 3-28,图 3-29)。

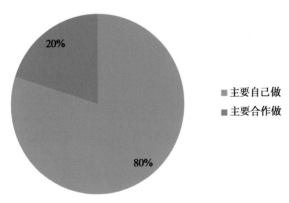

- 主要自己做
- 主要合作做

图 3-28　罕见病患者组织相互合作的情况

近 30% 的受访组织曾经在 2018 年参与过北京病痛挑战公益基金会(ICF)和上海四叶草罕见病家庭关爱中心(CORD)所开

展的活动或项目。除此之外,中国血友之家等单病种罕见病组织举办的活动或项目也对其他患者组织有一定吸引力(图3-30)。

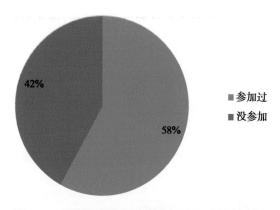

图 3-29　受访组织参与其他组织项目 / 活动的情况

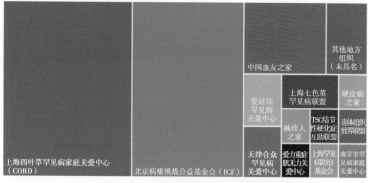

图 3-30　受访组织参与其他组织活动的次数

五、对外合作情况

(一) 合作机构类别

参与调研的 74 家患者组织大都积极寻求开展对外合作,

其中与医疗机构和其他罕见病患者组织保持合作的患者组织最多;部分患者组织与其他公益机构、基因检测或医疗器械生产机构、政府部门、媒体和商业机构的公益部门保持着合作;极少数患者组织与商业机构的非公益部门开展合作(图 3-31)。

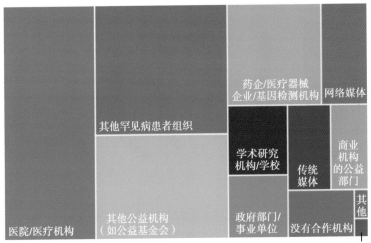

图 3-31　罕见病患者组织合作机构的类型

(二) 合作难度评估

本次调研也请开展对外合作的患者组织负责人评估了与不同类比机构合作的难易程度,并根据他们的填答计算了合作难度指数。总体而言,患者组织认为与商业机构和媒体的合作难度最大,其次是医疗机构、政府部门和学术机构;与其他公益组织和罕见病患者组织合作的难度相对其他机构而言较小(图 3-32)。

(三) 媒体报道情况

媒体报道的情况既反映了患者组织与媒体合作的情况,也影响着患者组织进行公众倡导的成效。2018 年,在参与调查的

74 家组织当中,有 25 家组织没有得到媒体报道;38 家组织的媒体报道次数在 10 次以内;11 家组织得到媒体报道的次数在 10 次以上;所有组织在 2018 年得到媒体报道的中位数为 2 次(图 3-33)。

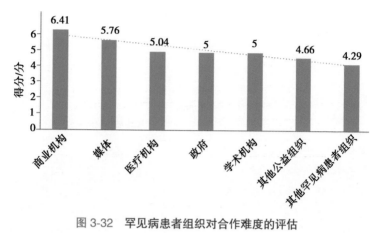

图 3-32　罕见病患者组织对合作难度的评估

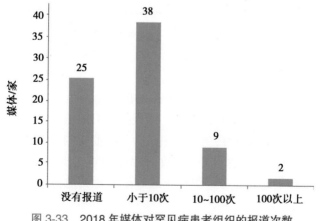

图 3-33　2018 年媒体对罕见病患者组织的报道次数

　　具体来说,罕见病患者组织认为媒体报道对疾病宣传、提升罕见病的公众认知作用较大,但常常难以找到愿意做报道的媒体,在媒体的宣传侧重点上,也常常会用悲情标签等作为宣传热点,而对罕见病问题本身不够了解和关注,有时也会对患者有所打扰。

六、当前问题与未来展望

(一) 主要问题

当前国内罕见病患者组织面临的首要问题在于资金不足,缺乏专业人才、缺乏政策支持、缺少对组织运行和管理方式的培训与支持、缺少合作伙伴和公众支持等问题也是许多患者组织共同面临的重要问题(图 3-34)。

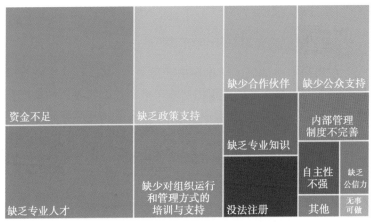

图 3-34　罕见病患者组织面临的问题

(二) 行业趋势展望

在展望未来十年罕见病患者组织发展的趋势时,大多数组织负责人都抱有乐观的态度。56% 的组织认为未来十年患者组织数量会大幅增长;62% 的组织认为有全职工作人员的患者组织数量将会比现在显著增多(图 3-35)。

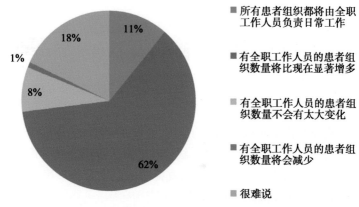

图 3-35　未来十年罕见病患者组织的规模展望

(三) 罕见病患者与组织所需要的支持

在参与本次调研的罕见病患者组织的代表看来,未来对罕见病患者而言最重要的事情仍然在于推动药物研发以使得患者有药可医,以及推动罕见病药物医保政策来减轻罕见病患者家庭的经济负担;另外,与医疗机构合作,推动罕见病多学科诊疗、促进医患交流、建立罕见病患者数据网络并实现个性化医疗服务等,在多数组织负责人看来也是十分重要的议题。

从罕见病组织本身的生存与发展来看,罕见病组织负责人们认为罕见病组织最需要的是资金的支持与专业人员的加入,以及对如何经营组织、推动政策的技能培训;许多罕见病组织骨干也表示,希望能够获得医师的指导与政府的支持。

七、小　结

1. 国内最早的几家罕见病组织成立于 21 世纪初,在 2012

年之后,国内罕见病患者组织进入快速发展阶段,参与调查的绝大多数组织都是在 2012 年之后成立。目前,国内已知有罕见病患者组织百余家,其中由瓷娃娃罕见病关爱中心发展而来的北京病痛挑战公益基金会、上海四叶草罕见病家庭关爱中心是最有号召力和影响力的两家罕见病组织。

2. 约 30% 的罕见病患者组织已逐渐走上了正规化、机构化的发展道路,在民政部门注册、聘请全职工作人员、开始规范化运营管理等,多数患者组织仍然停留在主要通过互联网平台联络的社群状态。尽管如此,绝大多数患者组织都在疾病知识信息共享、促进医患沟通、社群支持与患者互助、公众宣传与政策倡导等方面发挥着积极而重要的作用。

3. 罕见病患者组织的工作人员多由罕见病患者或其家属构成,普遍学历较高(大专以上学历在 70% 以上)。已经正规化运转的部分患者组织聘请了专业人士全职工作来专门推动相关事务,但受资金等条件限制,目前国内罕见病患者组织整体上面临专业从业者、全职工作人员缺乏的困境。

4. 资金不足是多数罕见病患者组织面临的最严峻的问题。许多患者组织的资金来源主要仍为内部成员捐赠,缺乏外部渠道,造成资金匮乏,使得多数罕见病组织只能进行线上的社群联络,难以开展有效的活动或项目,无法负担全职工作者的薪资,而这又会进一步限制其筹资能力,造成困境中的循环。仅有少数患者组织通过开展企业合作、寻求政府支持、拓展公众筹资渠道等方式筹集了较为充足的资金,这又使得他们可以聘请更多全职工作人员、实现更加规范的管理、更多地联络患者、通过更多渠道举办活动和项目等。而通过本次调查数据我们发现,筹资额的多少与组织成立的时间长短并没有显著关系,但与组织是否注册、是否开展企业合作关系密切。因而可以推论,争取更多的公共政策关注、培训提升组织对外合作的能力可以帮助患者组织从资金不足困境当中走出来,提升为罕见病事业服务的能力。

5. 有药可医、医有所保仍然是绝大多数罕见病患者组织最核心的诉求,因而共享药物和医疗相关知识信息、争取罕见病医药的保障政策成为许多罕见病患者组织的核心行动。因此,多数罕见病组织希望能够在未来加强与药物研发机构、医院和政府之间的合作与交流,为罕见病患者及其家庭争取到更好的处境。

6. 尽管发展历程大都经历坎坷,但对于罕见病组织领域整体的发展,多数组织负责人都抱有乐观的心态,认为未来罕见病组织数量会不断增加,规范化、专业化运转的组织较现在将大幅增加。在制定未来罕见病政策的看法上,多数组织认为对罕见病做明确定义仍然是必要的,而约 32% 的组织认可当前制定罕见病名录的做法,42% 的组织则认为应当基于发病率数据确定罕见病政策面向的对象。

一、患者与医师

罕见病的患病率低、种类繁多,在《罕见病临床诊疗指南(2019年版)》正式发布之前,我国的罕见病临床识别、诊断和治疗都没有一个明确的标准。由于中国罕见病的诊疗体系还不够完善、了解罕见病的渠道较少、罕见病的医疗保障存在地域差异等原因,罕见病患者和医师对罕见病的认知可能会存在偏差。这种医患之间的认知偏差可能会影响医师和患者的信任水平、沟通的流程性和有效性、治疗方案的选择等。因此,为了更好地了解患者和医师在罕见病认知上是否存在差异,在本次的调研中,我们比较了患者和医师在罕见病的知识、诊断、药物和治疗费用上的认知。

(一)罕见病知识:患者 *vs.* 患者家属 *vs.* 医师

为了更好地了解医务工作者、患者和患者家属对罕见病的客观知识,此次调研设置了33个与罕见病相关的知识性题目,每个题目有3个小题,难度由简单到困难,回答正确得1分,错误或不清楚得0分,满分为3分。总体而言,患者和患者家属的平均分数分别为1.80分和1.77分,均高于医师的平均得分1.56分。尽管本次调研的医师群体在学历上远高于中国医师的普通学历水平,但医师群体对罕见病的了解程度仍有待提高(图4-1,图4-2)。

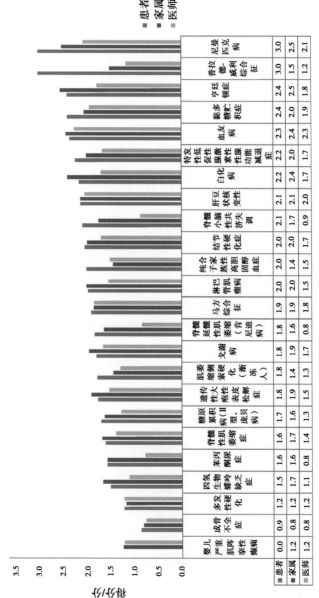

图 4-1　患者、患者家属和医师对罕见病的了解程度
（患者得分、患者家属得分＞医师得分）

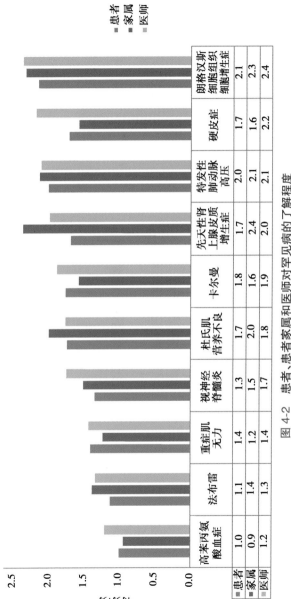

图 4-2　患者、患者家属和医师对罕见病的了解程度
（医师得分 > 患者得分）

	高苯丙氨酸血症	法布雷	重症肌无力	视神经脊髓炎	杜氏肌营养不良	卡尔曼	先天性肾上腺皮质增生症	特发性肺动脉高压	硬皮症	朗格汉斯细胞组织细胞增生症
患者	1.0	1.1	1.4	1.3	1.7	1.8	1.7	2.0	1.7	2.1
家属	0.9	1.4	1.2	1.5	2.0	1.6	2.4	2.1	1.6	2.3
医师	1.2	1.3	1.4	1.7	1.8	1.9	2.0	2.1	2.2	2.4

（二）自评疾病确诊难度

医师和患者在诊断难度上的认知差异还是很明显的。超过50%的患者认为疾病确诊难度为"难"或者"非常难";相比之下,超过一半的医师则认为疾病确诊的难度为"很容易"或"容易"。由1分至5分,患者对疾病对确诊难度评估的平均得分为3.58分,医师的平均得分为2.46分。整体而言,大部分医师认为罕见病的确诊难度并没有患者觉得的确诊难度那么高(图4-3)。

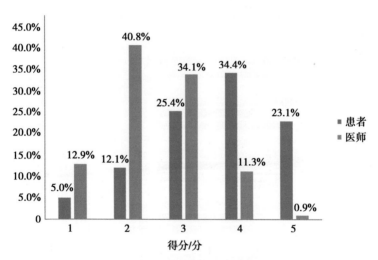

图 4-3　患者和医师对疾病确诊难度的评估对比

1分表示很容易,2分表示容易,3分表示一般,4分表示难,5分表示非常难。

（三）自评疾病误诊难度

64.1%的患者认为所患疾病容易被误诊,这一比例超过了医师认为罕见病容易被误诊的比例(56.9%)(图4-4)。

（四）自评疾病误诊的原因（排序）

对于被误诊过的患者来说,他们认为被误诊的最主要的原因是医师的问题(例如,缺乏专业的医师;医师对这个病的知晓率太低;医师虽然对这个疾病有所了解,但是了解有限,误判了),其次才是患者的问题(例如,患者就诊率低;患者缺乏有效的信息渠道,导致无法找到可以确诊这个疾病的医院 / 科室 / 专科)。而对于医师来说,患者的问题和医师的问题都是疾病误诊的最主要原因(图 4-5)。

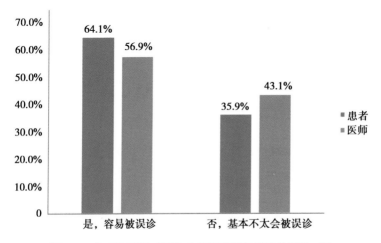

图 4-4　患者和医师对罕见病是否容易被误诊的评价对比

对于疑似罕见病的患者,医务工作者不能确诊或不能治疗时,近半数医务工作者(48.4%)会推荐其前往其他城市的医院治疗,或则建议转给本地上级医院、本院上级医师(图 4-6)。

(五) 罕见病的严重程度(自评):患者 *vs.* 医师

超过一半的罕见病患者认为自身所患的罕见病为"十分严重";医师则相对乐观一些,20% 的医师认为严重程度为 10 分,17.5% 认为严重程度为 8 分,16.9% 认为严重程度为 5 分。患者自认为罕见病严重程度的平均得分为 8.41 分,医师的平均得分为 6.94 分(图 4-7)。

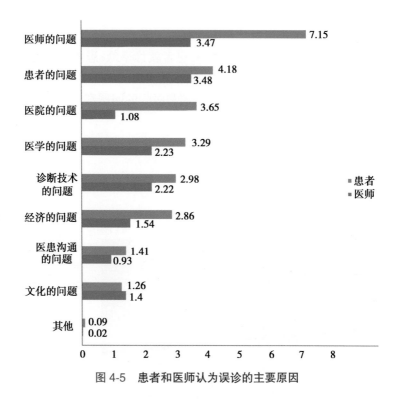

图 4-5　患者和医师认为误诊的主要原因

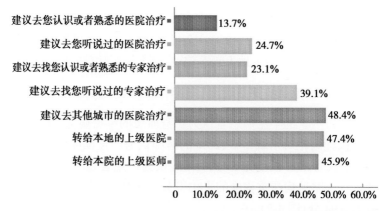

图 4-6　医师对疑似罕见病的患者无法确诊时的处理措施

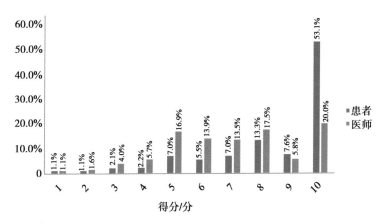

图 4-7 患者和医师对疾病严重程度的评估对比

1 分表示非常轻微,10 分表示非常严重。

(六) 治疗疾病所采用的方法

无论是患者还是医师,药物治疗都是治疗罕见病最主要的治疗方式。其次使用比例较多的是康复治疗。使用过手术治疗的患者和医师的比例几乎持平(图 4-8)。

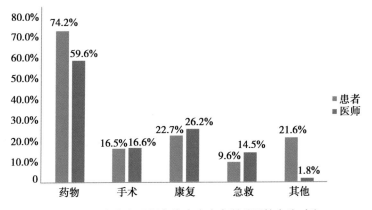

图 4-8 患者和医师在治疗疾病中所采用的方法对比

（七）治疗药物获取渠道

51.2% 的医师认为罕见病患者可以通过"院外药房"药物，而实际选择"院外药房购买"的患者比例为 31.4%。19.4% 的医师认为患者也可以通过获得"临床试验用药"来进行治疗，但仅有 1.9% 的患者选择了"临床试验用药"这个渠道。总体来看，医师认为罕见病患者购药的渠道较多，除了"他人赠送/患者互助"和"海外原研药品代购"这两项之外，医师认为患者可以选择的购药渠道比患者实际上采用的要多（图4-9）。

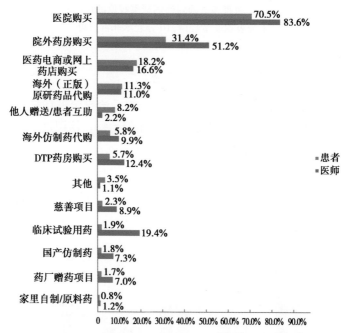

图 4-9   医师认为的与患者实际的药物获取渠道

（八）选择药物时的主要考虑因素

药物的"疗效""不良反应""安全性"和"价格"是患者在

选择药物时最主要的考虑因素。患者考虑的这四个因素和医师的认知基本相近。医师在选择药物的最主要的考虑为"疗效""安全性""价格"和"不良反应"。患者会比医师更加关注"购药的难易程度""用药方式""患者/患者组织建议"和"产地"。医师则会比患者更关注"医保是否覆盖""抑制物发生风险高低"和"药物半衰期"(图 4-10)。

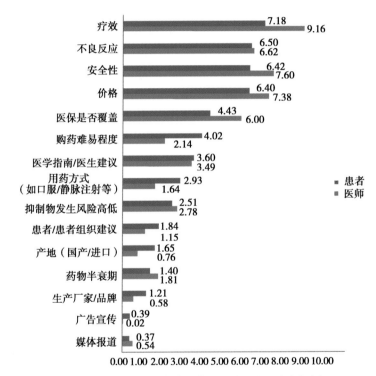

图 4-10　患者和医师在选择药物时的考虑因素(排序)

(九) 药物的可获得程度和可负担程度(自评)

1. 药物可获得性　罕见病严重影响着患者的生活质量。根据美国食品药品监督管理局(Food and Drug Administration,

FDA)的统计,在全球已知的罕见病有 7 000 余种,仅有不到
10% 的疾病有已获批准的治疗药物或方案,其中许多治疗药物
手段昂贵。我国尚无罕见病药品价格管理政策和规定,未进入
医保的药品则由企业自主定价。而上市的罕见病药品通常价格
较高,多数罕见病的年治疗费用都高于居民平均收入。"无药可
用""境外有药、境内无药""超适应证用药"等各种影响罕见
病用药可及性的问题比比皆是。

在调研中我们发现,超过 60% 的患者认为获得治疗药物是
困难的;相比之下,绝大多数医师认为治疗药物的可获得性是
"普通"(占比 61.8%),认为"非常困难"的仅有 4.9%。由 1 分
(非常难)到 5 分(很容易),患者在治疗药物可获得性的平均得
分为 2.16 分;医师对药物可获得性的自评得分为 3.05 分,高于
患者的平均得分(图 4-11)。

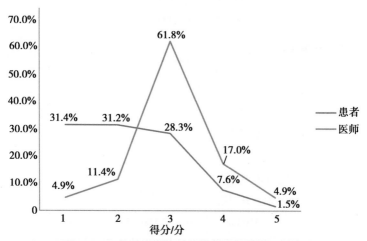

图 4-11   患者和医师对药物可获得性程度的评价
1 分表示非常难,2 分表示难,3 分表示一般,4 分表示容易,5 分表示很容易。

2. **药物可负担性**   55.7% 的患者认为治疗药物可负担性
是"差"或"非常差";医师对药物可负担性则比较乐观,64.4%
的受访医师认为药物可负担性为"一般"。由 1 分(非常差)到

5 分(很好),患者在治疗药物可负担性的平均得分为 2.16 分;医师对药物可负担性的自评得分为 2.83 分(图 4-12)。

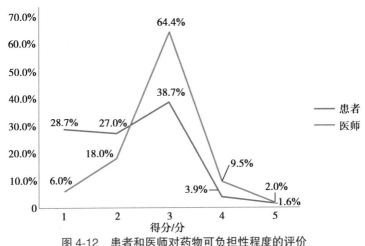

图 4-12　患者和医师对药物可负担性程度的评价

1 分表示非常差,2 分表示差,3 分表示一般,4 分表示好,5 分表示很好。

(十) 医师认为的治疗费用 *vs.* 患者实际的治疗费用

在本次调研的 33 种疾病,有 21 种疾病是患者实际治疗费用大于医师认为的治疗费用的,而医师认为的治疗费用多于患者实际治疗费用的疾病有 12 种。医师对患者的治疗费用的认知存在明显较大偏差(相差 10 万元或以上)的疾病有法布雷病、脊髓性肌萎缩、糖原累积病(Ⅱ型,庞贝病)、肌萎缩侧索硬化(渐冻人)和戈谢病(图 4-13,图 4-14)。

二、患者与患者组织

罕见病事业的发展,除了医师提供的诊疗支持,患者组织也起到了重要的作用。患者组织通过为患者提供相关的活动来提供疾病相关资讯和减缓患者生活压力。然而,患者组织所举办的活动和项目里,患者参与的程度如何?患者对患者组织开展

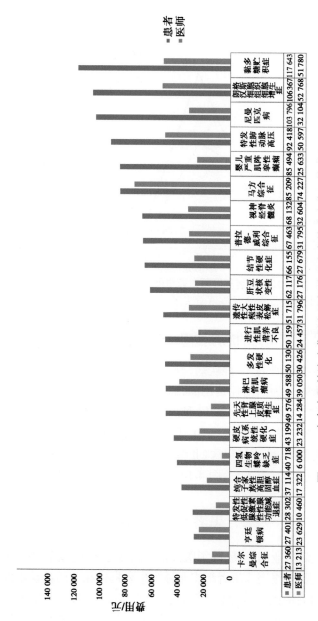

图 4-13   患者实际的治疗费用和医师认为患者的治疗费用的对比

（患者实际费用 > 医师认为费用）

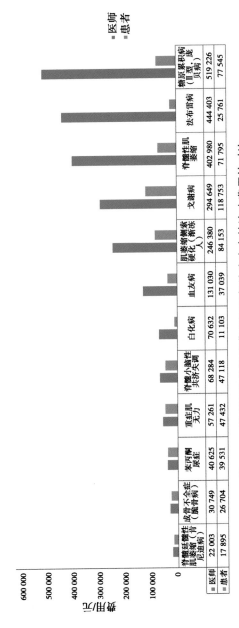

图 4-14　患者实际的治疗费用和医师认为患者的治疗费用的对比
（医师认为费用＞患者实际费用）

的活动的满意程度有多大？为了回答以上问题，从而更好地促进患者组织发展和能够向患者提供更多的帮助和服务，我们对患者组织和患者在活动开展和参与程度、满意程度以及患者组织和医疗机构合作的难易程度做了比较。

（一）患者组织开展的活动 *vs.* 患者参与的活动

罕见病患者组织的活动主要包括倡导类活动、资源链接类活动、服务类活动、社群支持类活动等这几个方面。其中服务类和倡导类活动是组织举办的活动里所占比重最大的。超过80%的患者组织都举办的活动有"罕见病公共宣传和教育"（97%）、"心理疏导的活动和服务"（82%）、"医患交流会"（85%）和"患者群登记"（93%）。"患者群登记""患者注册活动"和"罕见病公共宣传和教育"是患者参与人数比例最多的活动，分别占比60%、61%和43%。尽管大部分服务类活动是面向患者或者服务于患者的，但是参加活动的患者人数比例相对于举办这类活动的患者组织的比例明显有较大的差距。例如，82%的患者组织都组织过针对患者或患者家属的心理疏导活动或服务，但只有12%的患者参加过这类活动（图4-15）。

（二）活动满意度

从1分（"很不满意"）到5分（"很满意"），患者的满意度得分在4分或以上，这表示患者对患者组织提供的这四大类活动的满意程度为"比较满意"。和患者相比较，患者组织认为患者对组织开展的活动的满意度得分均在3.5~4分，介于"一般"和"比较满意"的中间。患者对这四类活动的实际满意程度均高于患者组织所认为的患者对活动的满意程度（图4-16）。

更具体地来看，对活动表示"很满意"的患者人数比例明显高于患者组织所认为的。患者组织更多的认为患者对活动的满意程度为"一般"，这一比例明显多于患者实际选择"一般"的比例（图4-17~图4-20）。

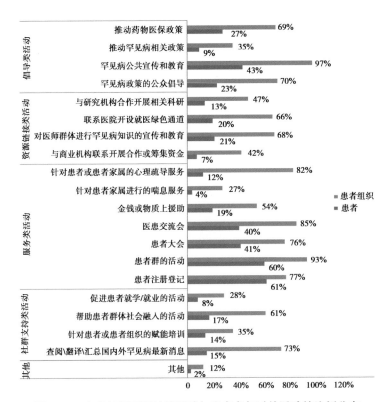

图 4-15　患者组织开展过的活动与患者参与过的活动的比例分布

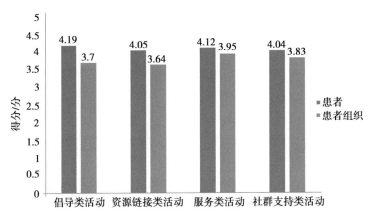

图 4-16　患者的实际满意程度与患者组织所认为的患者满意程度的对比

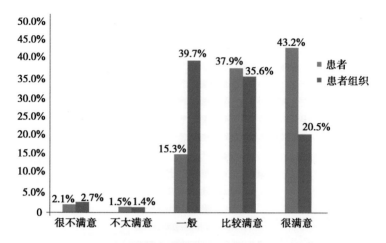

图 4-17　患者与患者组织在倡导类活动的满意度

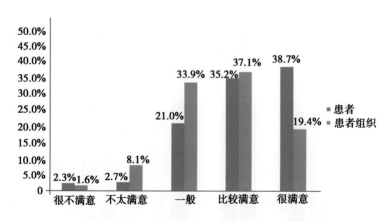

图 4-18　患者与患者组织在资源链接类活动的满意度

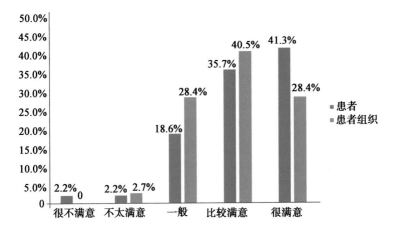

图 4-19　患者与患者组织在服务类活动的满意度

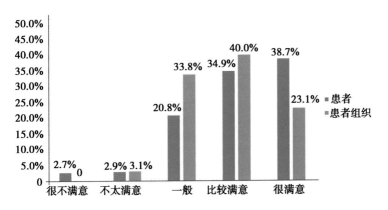

图 4-20　患者与患者组织在社群支持类活动的满意度

三、医师与患者组织

在国际上推进世界罕见病发展的工作中,罕见病患者组织及社会团体在罕见病科研、临床试验、医患教育、心理支持和社会倡导等方面,均发挥着不可或缺的重要作用。我国医务工作者与罕见病社会团体的协调配合情况如何? 在受访的 38 634 名医务工作者中,仅有 5 106 人(14.3%)表示其所在单位有罕见病的研究计划。曾和罕见病患者组织合作过的医务工作者仅有 3.8%,有 8 526 人(22.1%)表示不清楚什么是罕见病患者组织,有 28 622 人则称从来没有参与过合作。这些数据表明,医疗机构与患者组织之间的合作需要加强,尤其在提高社会关注度、加强患者教育、对接就诊需求、分享前沿技术等方面,医师群体需要进一步了解罕见病患者组织的核心作用,充分发挥罕见病患者组织在诊疗支持、患者帮扶和宣传教育等各方面的积极作用。

在评论两者之间合作难度的时候,大多数医师(48.5%)认为,和患者组织合作的难度为"一般";而有 50% 的患者组织则认为,和医疗机构合作的难度为"不容易"(图 4-21)。

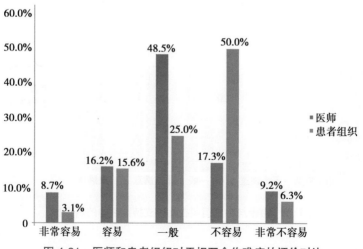

图 4-21　医师和患者组织对于相互合作难度的评价对比

四、患者、医务工作者和患者组织对于 罕见病相关政策的建议

为了更好地为罕见病相关政策的制定提供参考意见,此次调研中也设置了政策偏好方面的问题,让受访者就以下四个方面问题提出自己的建议。

(一) 罕见病相关政策应当覆盖的群体

参与本次调研的共有 33 种罕见病,其中大约 2/3 在某种程度上,属于"有药可医"的罕见病。然而,即便如此,超过一半的患者(59.2%)、患者家属(55.2%)、医师(63%)和 2/3 的患者组织都认为罕见病的相关政策应该是既适用于有药可医的罕见病,又适用于无药可医的罕见病,仅有大约 1/3 的患者、患者家属和医师认为罕见病政策仅应覆盖有药可医的罕见病(图 4-22)。

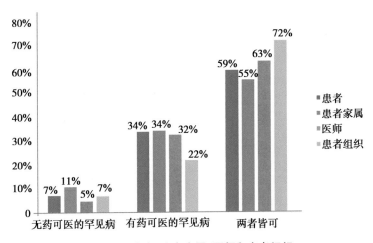

图 4-22　患者、患者家属、医师和患者组织
认为罕见病政策的适用情况

(二) 罕见病定义的问题

在全球层面,尚没有一个统一、明确且被普遍接受的对罕见病的定义。然而,罕见病相关政策的出台始终绕不开是否需要定义的问题。在罕见病相关政策制定方面,绝大部分的患者(82.5%)、家属(80.4%)、医务工作者(82.1%) 和患者组织(85.1%)认为需要有一个明确罕见病的定义(图 4-23)。

在认为罕见病定义需要明确的受访者中,患者和患者家属的意见比较相近,各有 37% 的患者和家属认为罕见病定义需要基于一个明确的发病率,47%~48% 的患者或家属则认为仅基于一个名录也可以定义罕见病。而大多数医务工作者(57%)认为需要基于一个明确的发病率来定义罕见病,1/5 的医务工作者认为基于一个名录即可。通过基于一个明确的发病率来定义罕见病也被多数患者组织所认同(占比 42%),其次是"不需要基于数字,基于一个名录即可"(占比 32%) (图 4-24)。

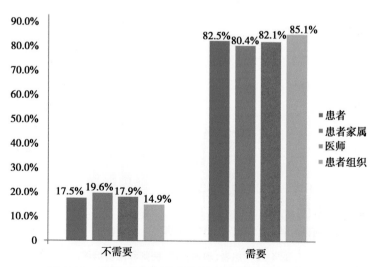

图 4-23 患者、患者家属、医师和患者组织对罕见病定义是否需要明确的看法

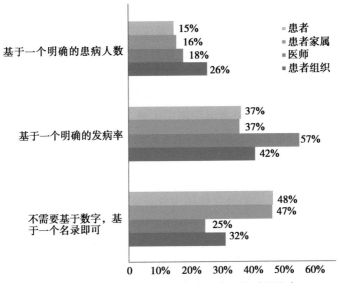

图 4-24 患者、患者家属、医师和患者组织对罕见病
定义界定标准的意见

(三) 罕见病患者支付医疗费用的资金来源和分配比例

罕见病患者所面临的药物及治疗可负担性问题,长久以来是社会各方关注的重点。我国由于人口基数庞大,存在着有限的公共卫生资源和巨大的疾病治疗需求之间的矛盾。基于此,设定严谨缜密、科学合理、可持续的医保支付体系就显得尤为重要。经验证明,多方共付的模式将比较好地解决这一问题。然而,对于共付的各方,应该按照怎样的比例来承担罕见病患者医疗的支出,迄今未有共识。此次调研假定由五方来共同承担罕见病患者的医疗费用,分别是医保资金、罕见病专项基金、患者个人、企业和民间慈善捐款。而这五方中的每一方应该具体承担多大比例的费用,患者、患者家属、医师和患者组织分别给出了自己的答案。

参与调研的罕见病患者和家属的看法是非常接近的。他们普遍认为,医保应该覆盖大概 60% 的医疗支出。此外,由罕见病专项基金报销 16%~18%,患者应该个人支付大约 10% 的费用,而企业捐助和民间慈善筹款可以各占约 5%。综合来看,在资金来源和分配上,患者和患者家属的意见保持一致。患者组织的意见在医保、企业自主和民间慈善捐款的分配上接近一致。在个人支付方面,患者组织则主张患者承担 6.3% 的支出比例。医师认为,罕见病专项基金、企业资助和民间慈善捐款可以承担多一些治疗费用,以减少医保和个人支付的负担(图 4-25)。

将四组人群对于费用支付比例的看法与 2018 年受访罕见病患者实际产生的医疗费用中各方支付的实际比例作对比,不难看出,除了需要设立罕见病专项基金、鼓励企业多献爱心之外,医保对于罕见病患者医疗费用的承担可能还需要加强,只有这样,患者个人支付的比例才有可能从 67% 的高位下降到可以负担的程度(图 4-26)。

除了多方共付的分配比例之外,我们还询问了关于罕见病专项基金的分配问题。问卷分别就专项基金在患者医疗支出、非医疗支出、患者组织资金支持、高校 / 医学机构以及企业的罕见病相关研究等方面应该如何分配咨询了患者、患者家属、医务工作者和患者组织的意见。

患者、患者家属、医师和患者组织这四方都认为 44%~50%的专项基金给予患者医疗方面的报销是比较合适的。患者、患者家属和患者组织主张分配 15%~16% 的专项基金来资助医疗机构的罕见病相关研究。医师分配给医疗机构的罕见病相关研究的比例相对其他三方较少,但分配给患者非医疗方面的报销明显多于其他三者(图 4-27)。

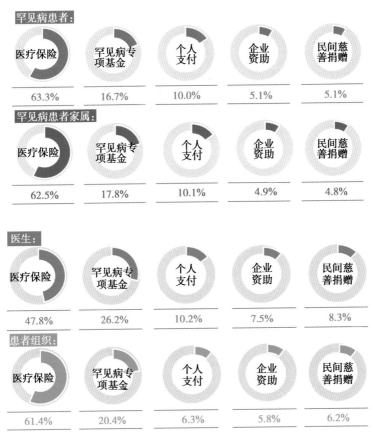

图 4-25　患者、患者家属、医师和患者组织对罕见病
医疗支出的资金来源和分配比例的建议

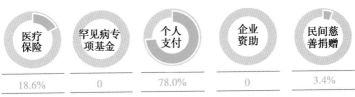

图 4-26　2018 年罕见病医疗费用支出的实际来源和分配比例

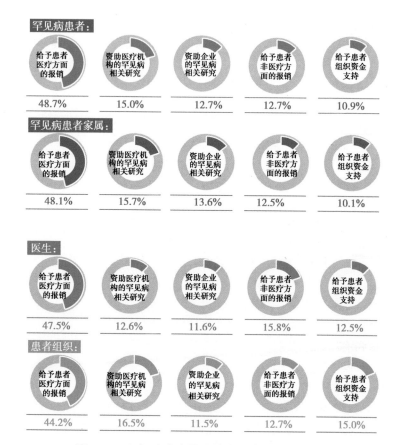

图 4-27　患者、患者家属、医师和患者组织对罕见病
资金分配比例的建议

一、调研发现的主要问题

1. 区域医疗资源分配不均，异地就诊情况普遍。对于大部分患者而言，往往需要去到医疗资源相对集中的城市且等级较高的医院，才能够获得确诊和治疗。当所在医院不能确诊的时候，多数医务工作者也会建议患者去另一个城市做诊断。这种异地就诊的模式，会加重罕见病患者家庭的非直接医疗费用（如车旅费、误工费），也会令一些行动不方便的患者无法及时得到确诊和治疗。

2. 临床医务工作者对罕见病的认知有限。尽管参与本次调研的医务工作者平均教育程度较高，且大多来自三甲医院，但仍有近 70% 的医务工作者表示自己并不了解罕见病。阅读过《中国第一批罕见病目录释义》《罕见病诊疗指南（2019 年版）》的医务工作者更是少之又少。医务工作者对罕见病知识了解，在部分疾病上不如患者或者患者家属的了解程度。医务工作者对罕见病的了解程度不够，容易导致患者误诊、治疗方案不准确、治疗不规范、医患关系紧张等情况。

3. 罕见病的信息获取渠道不足。关于罕见病的信息，患者的最主要渠道是和医务工作者直接交流，其次是患者组织及其自媒体。对于医务工作者而言，专业医学网站和国内外相关医学文献是获取罕见病信息最主要的两个途径。关于罕见病患者的诊治方案，依据来源，多数医务工作者会优先选择参考国内临床治疗指南，其次是参考国外临床治疗指南。然而，国内的罕见病缺乏明确的定义和流行病数据,而且相关医学研究匮乏、文献数量极少。能够获取足够的、有效的、准确的信息对罕见病患者和医务工作者来说都是一种挑战。

4. 治疗药物的可获得性和可负担性差。本次调研中绝大部分罕见病目前不具备特效药,患者面临无药可治的局面。即使部分罕见病具备有效治疗的药物,但由于在国内还未批准上市,或者制药企业因为罕见病用药使用人数少、生产成本高、利润低等原因而不愿意生产,患者依然得不到治疗。除了可获得性差的问题,罕见病用药可负担性的问题也很突出。罕见病用药中有相当一部分的药费高昂且不在医保报销范围之内,这使得绝大多数的罕见病患者望药而却步。而那些愿意自费购买治疗药物的家庭,也终会因为高额的药物费用而造成灾难性医疗支出,从而背上沉重的经济负担。本次调研的罕见病患者中,未成年患者占近 50%。我们发现,患者家庭几乎愿意倾尽所有来帮助孩子战胜疾病。然而,长期支付高昂的医疗药物费用,将会令患者家庭陷入因病致贫、因病返贫的境地,严重影响家庭的生活质量和稳定。

5. 罕见病患者群体力量小,社会关注度不够。由于社会大众对于罕见病缺乏足够的了解和认识,不少罕见病患者在社会生活中受到了各种歧视和偏见,包括在教育和工作方面遭遇到拒学、就业歧视等不公平的待遇。患者融入社会困难,内心变得自卑、缺乏自尊、容易产生消极情绪,造成严重的精神压力。尽管患者组织积极代表患者利益、为患者发声,但绝大多数患者组织因为社会支持少、筹资渠道少、资金不足等各方面因素,其发展历程艰难异常,对于罕见病相关知识的宣传和倡导也受到限制和影响。

二、针对相关问题的建议

1. 为医务工作者诊断赋能,提高医务工作者对罕见病的认知。各大医院应当建立罕见病多学科诊疗模式,成立集诊断和治疗于一体的专家小组,组织医务工作者系统地学习罕见病现状、相关诊疗知识和管理方案,提高医院罕见病诊疗总体水平。

2. 落实和完善全国罕见病诊疗协作网。协作网能够充分发挥优质医院的医疗资源,为罕见病患者提供筛查、诊断、治疗和康复等方面的诊疗服务、转诊服务、远程诊疗服务等,减缓患者就医难和异地就诊的压力。

3. 落实罕见病注册登记系统和建立罕见病大型流行病学队列,掌握罕见病的人群分布和发病规律,明确各种罕见疾病的人数和发病率,为罕见病政策的制定提供数据依据。除此之外,还需要积极鼓励罕见病相关的基础和临床研究,重视知识转化,建立产学研一体化的罕见病创新模式。

4. 建立罕见病药品管理制度,在加强监管的同时,也要大力的鼓励罕见病药物和器械的研发以及在生产方面的创新。统筹和协调罕见病药物和器械的注册、引进、研发和生产等一系列流程与制度,提高制药企业参与药物和器械研发以及扩大现有药物适应证的积极性,并且加快仿制药的研发。

5. 提高和保障罕见病患者可负担能力需要建立健全罕见病用药保障制度,扩大可报销的药物名单,降低报销门槛,提高报销比例,并且切实解决罕见病药物报销落地难的问题。在完善医保报销制度的同时,也亟须探索出一项切实可行的多方共付模式来保障罕见病用药的可持续性。

6. 通过宣传和教育活动,提高全社会对罕见病的认识和关注程度,改变社会上对罕见病患者依然存在的偏见和歧视。大力建设和完善无障碍设施,保证受残障影响的罕见病患者在学习、工作和生活上都能获得平等和友善的对待。

7. 重视和认可罕见病患者组织在罕见病事业发展中所起到的重要作用。为患者组织提供更多的筹资渠道,引领、培育和支持患者组织,令其能够在医疗、康复、互助、患者能力建设、患者家庭喘息服务等各个方面发挥及时而积极的作用。罕见病患者组织作为罕见病患者、家庭和社会之间的有效连结和必要缓冲，应当充分发挥其在整合各方资源、建立合作枢纽和缓解患者家庭经济和社会压力等方面的重要作用。

　　最后，我们希望此书能通过详实的数据告诉全社会，罕见病不仅仅是一个医学问题，更是一个社会学问题。我们呼吁全社会共同努力，一起创造出一个公平公正健康有爱的社会环境。健康中国，一个都不能少！

[1] CUI Y,HAN J.A proposed definition of rare diseases for China:from the perspective of return on investment in new orphan drugs [J].Orphanet J Rare Dis,2015,10 :28.

[2] DONG D,WANG Y.Challenges of rare diseases in China [J].Lancet, 2016,387(10031):1906.

[3] European Organisation for Rare Diseases.Rare diseases:understanding this public health priority [EB/OL].(2005-11)[2020-09-07].https:// www.eurordis.org/sites/default/files/publications/princeps_document-EN.pdf.

[4] HUYARD C.How did uncommon disorders become 'rare diseases' ? History of a boundary object [J].Sociol Health Illn,2009,31(4):463-477.

[5] NGUENGANG WAKAP S,LAMBERT D M,OLRY A,et al.Estimating cumulative point prevalence of rare diseases:analysis of the Orphanet database [J].Eur J Hum Genet,2020,28(2):165-173.

[6] SONG P,GAO J,INAGAKI Y,et al.Rare diseases,orphan drugs,and their regulation in Asia:Current status and future perspectives [J]. Intractable Rare Dis Res,2012,1(1):3-9.

[7] TAMBUYZER E.Rare diseases,orphan drugs and their regulation: questions and misconceptions [J].Nat Rev Drug Discov,2010,9(12): 921-929.

[8] WÄSTFELT M,FADEEL B,HENTER J I.A journey of hope:lessons learned from studies on rare diseases and orphan drugs [J].J Intern Med,2006,260(1):1-10.

[9] YAN X,DONG D,HE S,et al.Examining trans-provincial diagnosis of rare diseases in China:the importance of healthcare resource distribution and patient mobility [J].Sustainability,2020,12(13):5444.

[10] YAN X,HE S,DONG D.Determining how far an adult rare disease

patient needs to travel for a definitive diagnosis: a cross-sectional examination of the 2018 national rare disease survey in China [J].Int J Environ Res Public Health,2020,17(5):1757.

[11] ZHANG S,CHEN L,ZHANG Z,et al.Orphan drug development in China:progress and challenges [J].Lancet,2019,394(10204):1127-1128.

[12] HAN B.Associations between perceived environmental pollution and health-related quality of life in a Chinese adult population [J].Health Qual Life Outcomes,2020,18(1):198.